LA COCAÏNE

EN CHIRURGIE DENTAIRE

RECHERCHES EXPÉRIMENTALES

SUR L'INSENSIBILISATION LOCALE
SANS SOMMEIL PENDANT LES OPÉRATIONS DENTAIRES
PAR LES INJECTIONS DE COCAÏNE

ÉTUDE BASÉE SUR 258 OBSERVATIONS PERSONNELLES

PAR

A. PRÉTERRE

CHIRURGIEN-DENTISTE

Lauréat de la Faculté de médecine de Paris
Médaille d'or (l'unique décernée aux Dentistes) à toutes les Expositions universelles
de Londres et de Paris depuis 1867
Fournisseur des hôpitaux civils et militaires,
Rédacteur en chef de l'*Art Dentaire*, etc.

PARIS

J.-B. BAILLIÈRE & Cⁱᵉ | BUREAUX DE L'ART DENTAIRE
19, Rue Hautefeuille, 19 | 29, Boulevard des Italiens, 29

1887

LA COCAÏNE

EN CHIRURGIE DENTAIRE

RECHERCHES EXPÉRIMENTALES

SUR L'INSENSIBILISATION LOCALE
SANS SOMMEIL PENDANT LES OPÉRATIONS DENTAIRES
PAR LES INJECTIONS DE COCAÏNE

ÉTUDE BASÉE SUR 238 OBSERVATIONS PERSONNELLES

PAR

A. PRÉTERRE

CHIRURGIEN-DENTISTE
Lauréat de la Faculté de médecine de Paris
Médaille d'or (l'unique décernée aux Dentistes) à toutes les Expositions universelles
de Londres et de Paris depuis 1867
Fournisseur des hôpitaux civils et militaires,
Rédacteur en chef de l'*Art dentaire*, etc.

PARIS

J.-B. BAILLIÈRE & C\u1d35ᵉ | BUREAUX DE L'ART DENTAIRE
19, Rue Hautefeuille, 19 | 29, Boulevard des Italiens, 29

1887

PRINCIPALES PUBLICATIONS DE M. PRÉTERRE

Les Dents, leurs Maladies, leur Traitement et leur Remplacement. 15ᵉ édition 1 vol. in-18 illustré de nombreuses gravures, broché 1 fr. 25, relié 2 fr. 25.

Conseils aux personnes qui ont perdu des Dents. In-18, 1 fr.

Des Elixirs et Poudres dentifrices. Leurs inconvénients. Notice sur la poudre et l'élixir Préterre. In-32, 1 fr.

Traité des Divisions congénitales ou acquises de la voûte du palais et de son voile. 2ᵉ édition, 1 volume in-8 illustré de 97 gravures. Prix 15 fr.

Du Redressement des dents et Arcades dentaires par de nouvelles méthodes. (En préparation).

Musée des Restaurations buccales. Un album in-folio illustré de magnifiques planches gravées sur acier d'après nature. 50 fr. (En préparation.)

L'Art dentaire. 30 volumes in-8, 10 fr. le volume. (Cette collection comprend les observations détaillées des malades confiés à M. Préterre par MM. les médecins et chirurgiens des hôpitaux de France et de l'Etranger, et la description illustrée des appareils construits pour les diverses lésions de la bouche.)

Le Protoxyde d'azote, son application aux opérations chirurgicales et particulièrement à l'extraction des dents sans douleur. 8ᵉ édition considérablement augmentée. In-8, 1 fr. 25.

Traité d'hygiène dentaire à l'usage des écoles. In-18, 1 fr.

Ces ouvrages se trouvent au bureau de l'*Art dentaire*, 29, boulevard des Italiens. Ils sont expédiés FRANCO en échange d'un mandat ou de timbres-poste français.

Principales récompenses décernées à M. Préterre

MÉDAILLE UNIQUE (PROTHÈSE) A L'EXPOSITION UNIVERSELLE DE PARIS 1855.

GRANDE MÉDAILLE D'HONNEUR A L'EXPOSITION UNIVERSELLE DE LONDRES 1862.

GRAND PRIX DÉCERNÉ EN 1863 PAR LA FACULTÉ DE MÉDECINE DE PARIS.

DIPLOME ET MÉDAILLE D'HONNEUR, 1870-1871, POUR SOINS DONNÉS AUX BLESSÉS.

MÉDAILLE D'OR (UNIQUE) PARIS 1867 ET 1878, EXPOSITIONS UNIVERSELLES.

INTRODUCTION

La cocaïne, alcaloïde extrait des feuilles de l'*Erythro-xylum coca*, arbrisseau originaire du Pérou, famille des Erythroxylées, a été introduite il y a peu d'années dans la chirurgie oculaire, où elle rend, pour l'insensibilisation de la cornée, d'importants services. Elle a été appliquée d'ailleurs au traitement de diverses maladies.

Depuis un an environ, la cocaïne a été appliquée comme anesthésique dans les opérations dentaires. Expérimentée de divers côtés, exploitée même par des charlatans qui l'annonçaient dans les journaux sous des noms divers, elle a fourni, suivant les expérimentations, les résultats les plus divers. Les uns, assurant avoir pratiqué jusqu'à cinquante opérations sans un seul accident, ni un insuccès; les autres, présentant au contraire une série d'accidents et d'insuccès assez nombreux.

La question était trop intéressante et trop importante pour ne pas attirer sérieusement notre attention. Ne pouvant trouver, dans les observations publiées jusqu'ici, des éléments suffisants d'informations, nous nous sommes décidé à entreprendre une étude expérimentale beaucoup plus complète et plus détaillée qu'on ne l'avait fait jusqu'ici des propriétés anesthésiques de la cocaïne. Nos clients ont toujours été suivis le plus longtemps possible.

C'est le résultat de cette longue et patiente enquête que nous donnons ici. Nous publions intégralement nos observations telles qu'elles ont été prises séance tenante sous notre dictée par un de nos opérateurs pendant six mois. Ainsi qu'on le remarquera aisément, à mesure que nos observations se multiplient, elles deviennent plus détaillées, plus complètes. Ce n'est que graduellement, en effet, que pouvaient se dégager les points susceptibles d'attirer notre attention.

Un extrait de ces observations a été déjà publié par la *Gazette des hôpitaux*, mais le défaut de place nous ayant obligé de les résumer très succinctement, elles perdaient beaucoup au point de vue de leur intérêt.

Quelle que soit l'opinion du lecteur, il verra vite, en parcourant nos observations que notre enquête a été conduite avec la plus scrupuleuse impartialité. Nous avons tout noté, le pour comme le contre. Si nous avions dû avoir une préférence au début, elle eût été certainement pour la cocaïne, médicament beaucoup plus facile à manier que le protoxyde d'azote et qu'on trouve partout. Ce n'est que contraint par l'évidence que nos conclusions ont fini par être en faveur du protoxyde d'azote, anesthésique beaucoup plus sûr et surtout beaucoup moins dangereux.

Mais nous ne voulons pas parler de conclusions avant d'avoir d'abord donné nos observations. Les premières doivent suivre les secondes et non les précéder.

Le lecteur sera probablement frappé des différences d'action de la cocaïne dans divers cas. Qu'il ne cherche pas les origines de ces différences dans les variétés de composition que pourrait présenter la cocaïne employée. Toute notre cocaïne provenait d'une même provision prise chez M. Petit, successeur de M. Mialhe, qui la livre pure et bien cristallisée. Le médicament n'a donc jamais changé, mais ce qui a changé constamment c'est le sujet et avec un agent aussi actif que la cocaïne, il faut s'attendre, suivant le tempérament et la résistance du sujet, à observer des effets extrêmement variés. C'est ainsi, par exemple, que les enfants nous ont paru toujours moins sensibles aux suites de cet anesthésique.

Nos premières injections ont été faites avec des solutions de cocaïne au 1/20 additionnées de quelques gouttes d'acide phénique destiné à empêcher l'apparition de moisissures. Supposant que quelques troubles pourraient être produits par l'acide phénique, nous l'avons bientôt supprimé entièrement.

Nous avons employé la cocaïne à l'état de chlorhydrate.

Quelques auteurs ont proposé d'employer la cocaïne pure
à l'état de solution dans la vaseline. D'autres ont proposé
de faire dissoudre le chlorhydrate de cocaïne dans la gly-
cérine avec de l'eau distillée. Nous avons expérimenté ces
divers procédés qui ne nous ont paru présenter aucun avantage sur la solution de chlorhydrate de cocaïne dans l'eau
distillée. Pour ne pas faire de confusion dans l'esprit du
lecteur, nous n'avons mentionné dans notre travail que les
opérations faites avec le chlorhydrate de cocaïne.

Notre mode opératoire est d'ailleurs très simple, avec
une seringue de Pravaz, nous injectons de chaque côté de la
dent à extraire la solution de cocaïne et nous opérons au
bout de quelques minutes. Les doses injectées, le temps
qui a séparé l'injection de l'extraction et tous les détails
nécessaires sont indiqués d'ailleurs dans nos observations.

Je n'ai pas besoin de dire que l'aiguille à injection était
nettoyée avec le plus grand soin et toujours flambée avant
chaque opération. En s'y prenant autrement on s'expose-
rait à inoculer d'un malade à l'autre les maladies les plus
redoutables.

Nous avons fait suivre nos 238 premières observations
personnelles d'un petit résumé des conclusions auxquelles
sont arrivés les divers auteurs qui ont écrit sur la cocaïne,
afin de présenter au lecteur tous les documents sur l'état
actuel de la question. Nous avons jugé inutile de parler des
divers succédanés de la cocaïne, qui paraissent tous les jours,
tels que la caféine, la drumine, l'extrait de kava, etc., etc.,
sur lesquels on n'a tenté que des expériences incomplètes.
Si notre mémoire contient des éléments d'information suffisants pour que chacun puisse se faire une opinion bien nette
sur la question que nous traitons, nous ne regretterons pas
le très long travail que nos recherches nous ont demandé.

PREMIÈRE PARTIE

TABLEAU DES 238 OPÉRATIONS PRATIQUÉES PAR M. PRÉTERRE

NUMÉROS D'ORDRE	NOM DU SUJET et Particularités physiologiques	AGE	OPÉRATIONS PRATIQUÉES	DOSE INJECTÉE	OBSERVATIONS
1	**L.** (Mlle) Tempérament vigoureux, nature peu impressionnable.	28	3 extract. de racines.	1 seringue de Pravaz, c.-à-dire 5 centig. cocaïne	Absence complète de douleur, d'après sa propre déclaration.
2	Id.	»	2 extractions de racine.	Id.	Id.
3	**D'E.** (Mme) Un peu impressionnable.		1 extraction de racine.	Id.	N'a pas ressenti la moindre douleur.
4	**B.** (Mlle Marie) Un peu impressionnable.	24	Extract. de la 1re mol. g., racines très bifurquées.	Id.	N'avait jamais subi aucune extraction, n'a ressenti absolument aucune douleur, pas même le contact de l'instrument sur la dent.
5	**C.** (Mme) Bonne santé, vigoureuse.	38	Extraction de la 1re grosse molaire droite de la mâchoire inférieure.	Id.	N'a ressenti aucune douleur, simplement remarqué un peu d'engourdissement au bout de la langue.
6	**M.** (M.) étudiant en pharmacie Très impressionnable.	19	Extract. racine petite incisive gauche, très longue, abcès, tuméfaction des gencives.	d.	Ressenti une très faible douleur et un peu de constriction à la gorge. M. Préterre étant allé le voir le lendemain, il lui a dit qu'il n'aimerait pas recommencer, qu'il avait été très énervé par deux nuits d'insomnie et de souffrances. La constriction à la gorge a duré 4 à 5 heures. L'engourdissement de la langue et la difficulté d'avaler une demi-heure.
7	**J.** (Mlle Joséphine) Peu impressionnable.	28	Excision d'une première grosse molaire gauche. Extraction d'une double racine, extraction d'une racine simple, 1re grosse molaire, côté opposé.	Id.	N'a ressenti qu'une très faible sensation de douleur, et, comme une des deux opérations lui avait été faite sans insensibilisation, nous lui avons demandé quel était le moyen qu'elle préférait, elle a répondu qu'elle désirait revenir à la cocaïne à l'avenir.
8	**C.** (Mlle Léonie) Peu impressionnable.	23	Extract. racine 1re mol. du haut.	Id.	Opérée au bout de 4 minutes, n'a pas ressenti de douleur; à peine a-t-elle senti la piqûre de la seringue.
9	**R.** (Mme) Très impressionnable.	42	Extraction grande incisive, extract. racine canine incisive gauche.	Id.	Absence complète de douleur, a seulement senti la piqure de la seringue.
10	**Q.** (M.) Tempérament lymphatique.	40	1 extract. petite molaire.	Id.	S'est plaint d'avoir éprouvé un peu de douleur.
11	**L.** (Mlle) Fort peu sensible.	28	Extract. de 3 petites molaires.	Id.	S'est davantage plaint de la piqûre produite par l'injection que de la douleur déterminée par l'extraction, qui a été très atténuée.
12	**Z.** (Mlle) Peu impressionnable.	18	Extract. d'une 1re grosse molaire du B.	Id.	A ressenti très peu de douleur de cette première opération. La deuxième grosse molaire du haut côté gauche lui a été ensuite extraite au protoxyde d'azote, elle n'a ressenti aucune douleur. Une troisième extraction a été opérée sur le côté droit, sans être anesthésiée. Interrogée sur le mode d'extraction qu'elle préférait, elle a répondu qu'elle préférait de beaucoup le protoxyde d'azote.
13	**L.** (Adolphe) Peu impressionnable.	20	Extract. d'une incisive latérale C. G., terminée par un crochet excessivement adhérent. Extract. de l'incisive gauche, mêmes conditions.	Id.	Opération très difficile, obligé de faire les plus grands efforts pour extraire la dent. Changé trois fois d'instruments, gencives badigeonnées, à la cocaïne en plus de l'injection. N'a ressenti aucune douleur, pas même les piqûres de la seringue. La seconde opération a été faite dans les mêmes conditions.
14	**D.** (Mlle) Légèrement impressionnable.	16	Le matin, à 10^h 1/2, extract. de 2 racines du bas mol. C. G. — L'après-midi,	Id.	1re opération. N'a ressenti aucune douleur, mais a éprouvé un peu de fourmillement dans les mains et dans les jambes, au point qu'elle

NUMÉROS D'ORDRE	NOM DU SUJET et Particularités physiologiques	AGE	OPÉRATIONS PRATIQUÉES	DOSE INJECTÉE	OBSERVATIONS
14 (*Suite.*)	**D.** (Mlle) Légèrement impressionnable. (*Suite.*)		à 1ʰ 1/2, une nouvelle extract. 1ʳᵉ mol. du bas. Obligé de prendre la dent par-dessus la gencive.	·	laisse échapper son ombrelle en retournant chez elle. — 2ᵉ opération. N'a absolument ressenti aucune douleur, mais phénomènes consécutifs analogues aux précédents.
15	**L.** (Mlle) Extrèmement peu sensible.	28	2 extract., dont une grosse molaire à racine unique conique et une 2ᵉ petite molaire avec racines coniques solidement implantées.	1 seringue de Pravaz, c.-à-dire 5 centig. cocaïne	N'a ressenti aucune douleur.
16	**D.** (Mlle, artiste dramatique. Très peu impressionnable.	25	Petite tumeur en formation à l'extrémité de la 2ᵉ incisive G. du bas. Dent morte, décolorée, badigeonné vers la racine à la cocaïne. Repos 5 minutes. Introduit un trocart vers l'extrémité de la racine pour produire une fistule artificielle, introduit ensuite une flèche de cancoin recouverte d'un petit tampon de coton..	Id.	A déclaré qu'à part la piqûre de la pointe, qu'elle avait légèrement sentie, elle n'avait ressenti aucune douleur. Elle a senti au bout de 6 minutes la douleur que produit l'introduction et le séjour des flèches, l'anesthésie ne durant pas pendant la durée de l'effet du caustique.
17	**M.** (Marquis de) Peu impressionnable.	78	1 extract. rac. G.M. du Bas.	Id.	N'a ressenti aucune douleur.
18	Id. Id.		1 extract. dent de sagesse C. G., abord des plus difficiles, la dent se trouvant tout à fait à l'extrémité du maxillaire et renversée en dedans.	Id.	Id. Id.
19	**S.** (Mlle) Peu impressionnable.	48	Extract. de 2 racines, et d'une 1ʳᵉ grosse molaire du bas, racines réunies. A la 8ᵉ minute, extract. d'une racine petite molaire.	Id.	N'a ressenti aucune douleur.
20	**V.** (M.) Président du Tribunal de Commerce de.... Peu impressionnable.	48	Extract. d'une dent de sagesse.	Id.	N'a ressenti aucune douleur.
21	**B.** (M.)	60	Extract. d'une mol. du H., côté droit.	Id.	A ressenti une légère douleur.
22	**L.** (Mlle) Extrèmement peu sensible.	28	Extract. de 2 racines.	Id.	N'a ressenti aucune douleur.
23	**V.** (Dʳ) Peu sensible.	27	Extract. de 1ʳᵉ grosse mol. du H.	Id.	A ressenti une très légère douleur, s'est plaint de la lenteur de la cicatrisation de la région voisine.
24	**L.** (Mme)	28	Extract. d'une molaire du haut précédemment cassée par un confrère, et n'offrant aucune prise.	4 inject. successives, soit : 20 centigr. de cocaïne.	Débridé perpendiculairement avec pince de Liston et fait quatre piqûres en raison du débridement qui offrait une solution de continuité. Badigeonné avec de la cocaïne en poudre pendant quelques minutes. Le cas étant très difficile, nous avons pris toutes les précautions possibles pour obtenir une complète insensibilité à laquelle nous ne sommes pas arrivés entièrement. Demi-succès.
25	**S.** (Mme)	48	Extract. d'une racine mâchoire du haut, côté gauche	Id.	N'a ressenti aucune douleur.
26	**M.** (Marquis de)	78	Extract. d'une dent.	2 inject., soit : 10 cent. cocaïne	A ressenti un peu de chaleur seulement, aucune douleur.
27	Id.	»	Extract. de 2 racines.	1 inject., soit : 5 centig. cocaïne	N'a ressenti aucune douleur, a seulement senti les piqûres.
28	Id.	»	1 extract.	Id.	Id.
29	**L.** (Mlle)	28	1 extraction.	Id.	N'a ressenti aucune douleur.
30	**M.** (M.) élève en pharmacie.	27	Extr. d'une racine canine droite, mâch. infér. très fortement implantée.	Id.	La piqûre lui a fait éprouver un peu de douleur et l'a fait pâlir. L'extraction, dit-il, lui a fait éprouver très peu de chose.

NUMÉROS D'ORDRE	NOM DU SUJET et Particularités physiologiques	AGE	OPÉRATIONS PRATIQUÉES	DOSE INJECTÉE	OBSERVATIONS
31	**R.** (Mme)	52	Extract. de 2 petites molaires du H. C. G., badigeonné la gencive et laissé 6 minutes la cocaïne en contact.	1 seringue de Pravaz, soit : 5 centig. cocaïne	Prétend n'avoir ressenti qu'un peu d'engourdissement ; douleur aucune. Extrait ensuite, sur son désir et sans anesthésie, une dent de sagesse du haut, même côté. Douleur très vive. Ne veut plus pour l'avenir être opérée sans l'emploi de la cocaïne.
32	**R.** (Mme) Extrêmement craintive, très hésitante, fortement émotionnée.	42	Extract. de la 1re molaire du bas, côté droit.	Id.	A éprouvé un certain malaise lors de la piqûre interne. Ce malaise a persisté environ dix minutes. Très contente de l'opération qui n'a déterminé aucune douleur.
33	**V.** (Mme) Très anémique et débile, a pris beaucoup de quinine au Danube, son mari étant attaché comme médecin à la Cie Transatlantique.	38	Extrait 2 racines de petites molaires, mâchoire supérieure côté gauche. Extraction d'une dent de sagesse morte.	Id.	Grand malaise trois minutes après l'injection, envie de dormir. Ces symptômes ont duré environ 20 minutes. Pouls de 96 à 110. N'a ressenti aucune douleur pendant l'opération.
34	**A.** (Mlle Marie)	11	Extract. 1re mol. du haut.	Id.	Opérée 6 minutes après l'injection. N'a ressenti aucune douleur et préfère la cocaïne au protoxyde pour une autre fois.
35	**M.** (Marquis de)	78	Extract. d'une dent de sagesse bas côté droit.	Id.	A éprouvé un peu de chaleur dans la tête et dans les jambes, mais n'en a pas été gêné ; l'opération a été faite sans douleur. Pouls 90.
36	**D.** (M.)	29	Extract. d'une canine et d'une première grosse prémolaire.	Id.	A ressenti une sueur froide dès l'introduction de la pointe de la seringue, sueur perlant sur la figure. Aucun autre symptôme ne s'est présenté, sauf un peu de faiblesse dans les jambes. Opération absolument sans douleur. A été opéré ensuite au protoxyde qu'il préfère.
37	**M.** (Mlle Madeleine)	16	Extract. d'une 2e grosse molaire.	Id.	A ressenti légèrement la piqûre et a été prise d'une envie de pleurer, douleur nulle.
38	**D.-B.** (Mme)	35	Fraisé une alvéole dentaire incisive centrale H. C. D., afin de pouvoir enlever des parcelles d'alvéoles nécrosées. Posé un tampon de cocaïne dans l'intérieur du canal et par-dessus sur la gencive. Obtenu une atténuation de douleur.	Id.	A ressenti un léger frémissement des muscles des jambes. Chaleur à la tête. Suppression de règles par suite d'amygdalite survenue subitement. Pas de douleur.
39	**S.** (Mme)	48	1 extract. dent de sagesse haut gauche.	Id.	N'a éprouvé qu'un peu de tremblement produit par l'émotion. Douleur absolument nulle.
40	**S.** (M.)	46	Extract. de 4 racines au milieu de gencives très tuméfiées et beaucoup de pus.	Id.	Peu d'effet produit, le liquide ayant été noyé dans le pus. N'a ressenti qu'un peu de constriction du côté de la gorge.
41	**B.** (M.)	38	Extract. d'une première molaire gauche.	Id.	Injecté très difficilement, la muqueuse palatine étant très dure, n'a ressenti que la traction sur la dent.
42	**T.** (Marguerite)	21	Extract. dent de lait persistante, 1re grosse molaire.	Id.	N'a éprouvé qu'un peu de douleur de la piqûre, et un peu d'engourdissement sur la langue.
43	**T.** (Jenny) (sœur de la précédente)	25	Extract. racines grosses molaires, grande difficulté d'isoler.	Id.	N'a ressenti aucune douleur de l'opération. Eprouvé un engourdissement de la langue côté opéré ; ensuite, engourdissement général de la tête et de tout le corps. Aphonie, perte de l'usage des membres, grande lassitude, engourdissement, ne peut marcher. Ces symptômes ont persisté pendant trois quarts d'heure, donné un verre de madère et renvoyée après l'avoir vue assez remise. Insensibilité très grande de la peau ayant persisté trois heures après. Sa mère l'a frictionnée pour faire disparaître l'engourdissement. Revue dans la soirée, une partie des phénomènes persistaient encore.

NUMÉROS D'ORDRE	NOM DU SUJET et Particularités physiologiques	AGE	OPÉRATIONS PRATIQUÉES	DOSE INJECTÉE	OBSERVATIONS
44	**Q**. (M. Robert) Très sensible et très nerveux.	30	Extract. 1re grosse molaire H. C. G. Dent morte, alvéole enflammée.	1 seringue de Pravaz , soit : 5 centig. cocaïne	A senti fortement la traction, douleur très atténuée ; grosse fluxion survenue et persistant encore après 8 jours. Légers étourdissements, grande lassitude, le jour et le lendemain de l'opération.
45	**A**. (Mlle Marie)	11	1 extract.	Id.	Opérée cinq minutes après l'injection, a déclaré n'avoir ressenti simplement que la traction. Questionnée, a dit : c'est drôle. Pouls 94.
46	**L**. (Mme) Assez peu sensible.	69	Extract. de 4 racines petites molaires du bas, côtés D. et G., limage des alvéoles.	Id.	N'a ressenti aucune douleur des extractions et n'a même que très peu senti le limage des alvéoles. Aucun signe particulier. Avait mangé deux heures avant.
47	**P**. (M.) Très impressionnable.	34	Extraction de 2 racines, 2e molaire du haut.	Id.	N'a pas ressenti de souffrance, mais s'est trouvé incommodé. Pouls, 120. Mal au cœur, insensibilité des pieds, chaleur à la tête, particulièrement à la figure, froid aux mains. Remis au bout de cinq minutes, a dit qu'il aurait préféré subir la douleur que de sentir ce malaise.
48	**D**. (M.) Impressionnable.	36	Extract. d'une 1re grosse molaire du bas.	Id.	Après deux minutes d'injection s'est trouvé pris d'une grande envie de vomir, engourdissement très grand, sueur perlant au visage, abattement extrême, mais pas de sentiment d'appréhension. Après un repos de six minutes, retour de la sensibilité, ce qui lui fait jeter un cri au moment de l'opération. Forte envie de dormir. Malgré la douleur éprouvée, déclare préférer la cocaïne au protoxyde d'azote, parce que, sans perdre connaissance, toute appréhension de l'opération disparaît. Parti au bout de vingt minutes, éprouvant le besoin de se chauffer les pieds.
49	**M**. (Mme) Très nerveuse	28	Extraction d'une dent de sagesse.	Id.	Une minute à peine après l'injection, les yeux sont devenus immobiles, survient un sentiment d'étouffement : impossible d'avaler. Pouls à 120. Prostration, aphonie à peu près complète, faiblesse dans les jambes au point de ne pouvoir se tenir debout. Repos de vingt minutes sur le canapé, marche avec le concours d'une personne vigoureuse qui la soutient sous les bras. Bouche très sèche, ne peut avaler qu'avec grande difficulté et encore par très petites gorgées. Repartie chez elle au bout d'une heure et demie. — Dans la soirée, ressent encore un fourmillement dans les jambes.
50	**T**. (Jenny)	25	Extract. de la 1re grosse molaire du haut côté gauche.	Opérée au protoxyde d'azote.	Ce sujet ayant été déjà anesthésié avec la cocaïne qui avait produit des accidents, nous employons cette fois le protoxyde. Le sujet, qui ne s'est pas aperçu de l'extraction, s'est réveillé en riant, déclarant qu'elle préférait de beaucoup le protoxyde à la cocaïne.
51	**T**. (Mlle)	21	Refendu le palais qui, il y a 12 ans, avait été staphiloraphié par le professeur L... et dont le voile était resté trop court et rigide. Opération faite en présence de notre ami le docteur Félix Brémond.	Frict. 2 fois à la cocaïne pour supprimer la douleur	Rien de particulier ; pas de douleur.
52	**C**. (Mme)	28	Extraction des racines de grande et de petite incisive du H. C. G.	1 seringue de Pravaz, soit : 5 cent. cocaïne.	Opérée trois minutes après l'injection, engourdissement des jambes survenant immédiatement après l'injection. Première extraction. A la question avez-vous senti ? Réponse : pas beaucoup. — A la deuxième : rien. — A la troisième : un peu plus. — A la quatrième, elle crie. — A la cinquième, crie davantage. — Deux dents sont extraites ensuite sans anesthésie. Plaintes et cris violents ; l'opération terminée, ressent faiblesse dans les jambes. Prend un verre de madère et se sent mieux.

NUMÉROS D'ORDRE	NOM DU SUJET et Particularités physiologiques	AGE	OPÉRATIONS PRATIQUÉES	DOSE INJECTÉE	OBSERVATIONS
53	**S.** (Mme)	48	Extraction d'une dent et de 5 racines, dont 1 canine, 1 petite molaire et 4 incisives.	1 seringue de Pravaz, soit : 5 centig. cocaïne	Après deux minutes, éprouvé un léger tremblement, gonflement du frein de la langue. Opérée six minutes après l'injection. N'a ressenti aucune douleur pour les trois premières extractions. L'opération s'est prolongée et l'anesthésie se dissipant, a ressenti un peu de douleur, pour les deux avant-dernières, ainsi qu'un peu d'engourdissement général, qui cependant ne l'a pas empêché de se retirer sans difficulté. — Pouls 90.
54	**Kirn** (M.) Pharmacien.	45	Extract. d'une petite molaire.	Id.	Venu à cause d'un violent mal de dents. Aussitôt injection faite, disparition de la douleur au point qu'il n'était plus décidé à se faire extraire la dent. La douleur étant revenue, l'extraction fut pratiquée au bout de cinq minutes sans douleur.
55	**D.** (M. François)	25	Extract. de 3 racines, d'une grande incisive, d'une petite molaire et d'une petite incisive du haut.	Id.	Opération laborieuse, n'ayant pas duré moins de dix minutes. — Excepté pour la petite molaire, n'a ressenti aucune douleur pour les autres extractions. Aucun phénomène particulier, sauf un peu d'engourdissement de la lèvre supérieure.
56	**M.** (M. André) Très craintif.	20	Extract. d'une 1re grosse molaire du bas C. D.	Id.	Pouls avant l'injection, 84. Après l'injection, 116. Opéré trois minutes après l'injection; a ressenti un peu de douleur au moment de la traction, a remarqué qu'il éprouvait un peu de froid dans les jambes, sueurs froides, nausées, envie de vomir; empâtement de la langue du côté où la dent avait été extraite. Ces troubles ont persisté vingt minutes après l'opération, malgré cela, préfère l'emploi de la cocaïne. Avait passé une très mauvaise nuit avant de venir. — Revu deux jours après, a annoncé qu'il ressentait encore comme un engourdissement dans la partie injectée.
57	**P.** (Mme)	40	Extraction d'une grosse molaire plombée et branlante, laquelle était atteinte de périostite et d'un peu de suppuration autour des racines, fusant à travers les alvéoles.	Id.	Au bout de trois minutes, engourdissement des bras, un peu d'envie de vomir, palpitations du cœur assez accentuées, malaise augmentant, n'a ressenti que très peu de douleur de l'opération. Prise ensuite d'un engourdissement général des membres qui ne lui permet de marcher qu'avec difficulté et qui a duré environ quarante minutes. — Revue dans la soirée : mouvement fluxionnaire sur la région opérée, fait qui paraît accompagner fréquemment l'usage de la cocaïne. Pouls, avant l'injection, 84. Après, 130.
58	**M.** (M. Charles) Nerveux et très sensible.	46	Extraction d'une grande incisive du haut, isolée et conique.	Id.	Très sensible à la piqûre faite par la canule. Au bout de deux minutes, gencive insensibilisée, ne sent pas la piqûre qu'on lui fait dessus avec un instrument pointu, ressent un peu de constriction à la gorge, mais pas de difficulté pour parler. N'a ressenti qu'une très petite douleur qu'il attribue à la traction faite sur la dent. Sujet robuste, nerveux et très sensible, redoutant les opérations. Revu le lendemain, a annoncé qu'il ressentait une sorte d'engourdissement de la partie injectée. Un peu de tuméfaction s'est déclarée autour de l'alvéole de la dent enlevée.
59	**L.** (Julien) Bonne constitution, peu sensible.	45	Extract. de la 1re molaire du bas, côté gauche.	Id.	Opéré au bout de quatre minutes. Après l'extraction, ressenti un tremblement dans les jambes et un peu de faiblesse générale. Pouls, avant l'opération, 96. Après, 108. Douleur insignifiante.

NUMÉROS D'ORDRE	NOM DU SUJET et Particularités physiologiques	AGE	OPÉRATIONS PRATIQUÉES	DOSE INJECTÉE	OBSERVATIONS
60	**L.** (Mlle Virginie) Bonne constitution, peu sensible.	24	Extraction de deux racines dont une entourée de pus et se trouvant dans de mauvaises conditions. Extraction d'une molaire du B. C. G. et se trouvant à 2^{cm} de l'endroit où a été faite l'injection.	1 seringue de Pravaz, soit : 5 centig. cocaïne	Insensibilité complète de la gencive au bout de quatre minutes. Opérée au bout de cinq minutes. A souffert pour les deux racines et beaucoup plus pour la molaire. N'a éprouvé qu'un léger tremblement.
61	**T.** (M.) élève à la pharmacie M. Anémique, très sensible.	29	Tentative d'extraction de racines de la 1re grosse molaire du bas C. G., opération extrêmement difficile et offrant peu de chance de succès par suite du resserrement des deux dents voisines et par la perte de la couronne. Le patient manquant de courage, l'opération a dû être interrompue.	3 centig.	Le côté interne de la gencive a été seul injecté, insensibilité complète de ce côté au bout de quatre minutes. L'autre côté non injecté reste sensible. Éprouve un refroidissement général, nausées, envie de vomir. A beaucoup souffert et n'a pas voulu que l'on continue l'opération.
62	**D.** (M.) Bonne constitution, peu sensible.	26	Extract. d'une racine d'incisive centrale du haut et de fragments alvéolaires.	1 seringue de Pravaz, soit : 5 centig. cocaïne	Aussitôt la piqûre faite, a éprouvé un peu d'appréhension, légère sueur froide au bout de trois minutes, malaise, blémit beaucoup, envie de vomir, un peu de faiblesse dans les membres. Opéré au bout de cinq minutes, n'a ressenti aucune douleur.
63	**Ruelle** (M. Henri) Interne des hôpitaux	23	Extract. de 2 racines de la 2e molaire du B. C. D.	Id.	Opéré au bout de cinq minutes après l'injection. — Accélération du pouls. — Pâleur de la face, battements de cœur, gêne de respiration, frémissement dans les doigts des mains. Prostration générale. Dilatation de la pupille, véritable douleur et sensation très nette au moment de l'extraction. — Convient cependant qu'elle se trouve atténuée comparativement aux opérations sans anesthésie.
64	**C.** (Mlle) Bonne constitution, peu sensible.	18	Extract. de la 2e petite molaire du H. C. D.	Id.	Opérée au bout de six minutes. — A éprouvé un peu de fourmillement dans les jambes et un peu d'engourdissement des pieds. — N'a ressenti qu'une légère douleur au moment de la traction de la dent.
65	**G.** fils (Jean) Anémique et très douillet, teint très pâle.	9 1/2	Extract. de deux dents de lait du B. C. D.	Id.	Opéré cinq minutes après l'injection, n'a ressenti aucune douleur. Éprouvé un peu d'engourdissement dans les jambes qui n'a duré que dix minutes environ. Pouls, 90 avant l'opération, 104 après.
66	**R.** (M.) Bonne constitution, assez sensible.	44	Extract. d'une dent de sagesse du H. C. G.	Id.	Opéré six minutes après l'injection, n'a senti que la traction sur la dent, douleur nulle. — Sujet très hésitant pour subir une opération, a déclaré qu'à l'avenir il n'aurait plus de crainte.
67	**M.** (Mme) Très nerveuse, mais courageuse.	41	Extract. d'une racine d'une petite molaire du haut, très gâtée et très enfoncée dans la gencive.	Id.	Une minute après l'injection, déchaussé verticalement avec la pince de Liston, la gencive se trouvant déjà insensibilisée, la cliente n'a senti qu'un léger toucher. Extrait la racine au bout de six minutes, a ressenti une très légère douleur : s'est trouvée prise de nausées qui ont persisté dix minutes après l'opération. Envie de vomir, frémissements suivis d'un peu de faiblesse dans les jambes, malaises qui ont disparu au bout de dix minutes. — A déclaré que si elle avait encore une opération à subir, elle préférerait supporter la douleur plutôt que d'être opérée avec la cocaïne.

NUMÉROS D'ORDRE	NOM DU SUJET et Particularités physiologiques	AGE	OPÉRATIONS PRATIQUÉES	DOSE INJECTÉE	OBSERVATIONS
68	**G.** fils (M.) Bonne constitution, très sensible.	42	Extraction d'une petite molaire, racines courbes très adhérentes.	1 seringue de Pravaz, soit : 5 centig. cocaïne	Opéré au bout de six minutes. N'a ressenti aucune douleur, sauf une légère sensation produite par la traction. Quelques nausées se sont produites, ainsi qu'un très faible engourdissement des pieds. — Dès que l'injection a été faite, à la partie palatine, la muqueuse est devenue blanche sur une étendue de plusieurs centimètres carrés, sans cependant se tuméfier. Ce phénomène est peu habituel. Le sujet avait été antérieurement protoxydé plusieurs fois et s'était toujours trouvé satisfait. La cocaïne lui donne même satisfaction.
69	**T.** (Mme) Santé délicate, très nerveuse, appréhendant beaucoup l'opération, a eu une fièvre typhoïde étant jeune.	30	Extraction d'une dent de sagesse du bas.	Id.	Insensibilité complète de la gencive, au bout de cinq minutes, ne sent pas la piqûre d'une pointe. Opérée à six minutes, n'a absolument ressenti aucune douleur. Très enchantée du procédé. N'a eu qu'un faible tremblement dans les jambes, qui s'est dissipé rapidement Eprouvait un peu de difficulté pour parler et pour avaler et un peu d'engourdissement, au bout de la langue, du côté injecté.
	C. (M.) Robuste, très sensible.	45	Extract. de la 2ᵉ molaire du bas C. D.	Id.	Opéré au bout de six minutes. Quoique la gencive soit bien insensibilisée, le sujet a ressenti un peu de douleur, l'opération s'étant prolongée à cause des précautions prises pour éviter de briser la couronne de la dent qui était très fragile. La piqûre de la seringue lui avait occasionné une sensation qui lui avait fait jeter un cri. — Ressenti un peu de chaleur au bout de la langue et un peu d'engourdissement de la joue et de la jambe, du côté de l'opération.
71	**Maréchal** (M.) Maître d'hôtel chez Brébant. Bonne santé, très dur à la douleur.	62	Extract. d'une 1ʳᵉ petite mol. du H. C. D. Dent très cariée et dont la couronne s'est brisée, excisé la gencive avec la pince de Liston et extrait les 2 racines, gencives non tuméfiées.	Id.	Opéré au bout de six minutes. Insensibilisation complète de la gencive, ne ressent pas la piqûre d'une pointe, n'a ressenti qu'un peu de douleur pour les racines. — Aucun autre phénomène particulier à signaler.
72	**F.** (M.) ingénieur. Bonne santé, assez sensible.	45	1° Extraction d'une petite molaire du H. C. D.	Id.	Insensibilité complète de la gencive, au bout de quatre minutes. Opéré à la sixième minute, n'a absolument ressenti aucune douleur. Remarqué seulement qu'il éprouvait un léger tremblement et un peu d'engourdissement dans le pied gauche (côté opposé de l'opération).
73	Id.		2° Extract. de 2 racines de la 2ᵉ grosse mol. du H. C. D	Id.	Opéré au bout de six minutes. La première injection n'avait pas suffisamment insensibilisé, une seconde a été nécessaire N'a pas ressenti la moindre douleur. Tellement enchanté du système qu'il a désiré que l'on termine tout ce qui était à extraire. Pouls après l'injection, 104.
74	Id.		3° Extract. d'une 1ʳᵉ petite molaire et de racines H.	Id.	Opéré à la cinquième minute. N'a à peu près ressenti qu'une douleur vague. L'engourdissement du pied gauche a persisté jusqu'à la fin de cette opération. — Le sujet ayant été protoxydé autrefois, a pu faire la comparaison entre les deux systèmes et il a déclaré qu'il préférait la cocaïne au protoxyde.
75	**B.** (M.) Bonne santé, sensibilité normale.	45	Extract. de la 3ᵉ grosse molaire du H. C. D.	Id.	Insensibilité complète de la gencive au bout de cinq minutes. Un peu d'étourdissement et un peu de contraction à la gorge. Frémissement dans le mollet gauche qui, une minute après, se produit également dans la jambe droite. Un peu de pâleur, sueur légère. — Opéré à la sixième minute, n'a ressenti que très peu de douleur. — Déclare qu'il préfère le protoxyde d'azote, ayant été opéré la veille par ce moyen dont il a été très satisfait.

NUMÉROS D'ORDRE	NOM DU SUJET et Particularités physiologiques	AGE	OPÉRATIONS PRATIQUÉES	DOSE INJECTÉE	OBSERVATIONS
76	**M.** (M.) Bonne santé, peu sensible.	26	Extract. de la 2ᵉ petite mol. du H. Opération très laborieuse, la couronne de la dent s'étant brisée et les racines étant fourchues.	1 seringue de Pravaz, soit : 5 centig. cocaïne	Opéré au bout de sept minutes. La gencive n'étant pas complètement insensibilisée, a ressenti un peu de douleur, mais très peu comparativement à la difficulté de l'opération. Quelques minutes après l'injection, éprouvé des nausées, petite sueur, mollesse dans les jambes. Vomi une partie de son déjeuner qu'il avait pris une heure auparavant.
77	**N.** fils (M.) très douillet.	15	Extract. d'une 1ʳᵉ petite molaire du H. C. D.	Id.	Opéré au bout de six minutes, n'a éprouvé que très peu de douleur. Aucun autre phénomène particulier à signaler.
78	**F.** (Mᵐᵉ) Bonne santé, sujette à des accidents nerveux.	30	Extract. de la dent de sagesse du H. C. D.	Id.	Deux minutes après l'injection, ressent un peu d'étranglement des voies aériennes, grande difficulté d'avaler, nausées, étouffements, troubles de la vision, *perte momentanée de la vue*, agitation dans tout le corps, faiblesse dans les jambes. Opérée à la sixième minute, a éprouvé très peu de douleur comparativement à une opération par le procédé ordinaire La gencive n'étant pas complètement insensibilisée, la patiente avait le sentiment de la piqûre qu'on faisait dessus Refroidissement de la face, après l'extraction. Tremblement de la mâchoire. — Difficulté de marcher persistant dix minutes après. Pouls, avant l'opération, 70 ; après l'opération, 108.
79	**L.** (capitaine) Bonne santé, fort peu sensible.	50	Extract. de 2 incisives cent. du H. Dents branlantes et accompagnées de suppuration du périoste.	Id.	Opéré à six minutes, n'a ressenti aucune douleur. — Eprouvé pendant dix minutes une sensation particulière dans le nez, suivie comme d'une sorte de paralysie de la narine droite. Pouls, après l'opération, 112.
80	**C.** (M.) Bonne santé, extrêmement peu sensible.	35	Extract. de la 1ʳᵉ grosse molaire du B. C. D. Opération très difficultueuse, la dent s'étant brisée. Extrait ensuite les 2 racines.	Id.	Insensibilisation complète de la gencive au bout de trois minutes. Piqué avec une pointe et remarqué que le sang ne sortait pas dans la partie cocaïnisée. Ressent un peu de pesanteur dans la tête, constriction à la gorge, engourdissement des lèvres, principalement de la lèvre inférieure, du côté droit. Léger engourdissement des jambes, particulièrement celle du côté opposé à l'opération. N'a ressenti aucune douleur pendant l'opération.
81	**G.** (Mᵐᵉ)	»	Extirpation d'un nerf d'une grande incisive du H. *(Opération faite par la succursale de Nice).*	Id.	Opéré au bout de cinq minutes et sans qu'elle ait ressenti aucune douleur, avait subi la même opération sans anesthésie et avait beaucoup souffert.
82	**G.** (Mˡˡᵉ)	13	Extract. d'une mol. du B. *(Opération faite par la succursale de Nice).*	2 centig. 5	Opéré au bout de cinq minutes sans avoir ressenti aucune douleur.
83	**G.** (Mᵐᵉ)	»	1 extraction. *(Opération faite par la succursale de Nice).*	5 centig.	Opérée cinq minutes après l'injection, a ressenti beaucoup de douleur. Dix minutes après, éprouve un fort engourdissement dans la lèvre, grande chaleur à la tête, mal au cœur, nausées. A dit qu'il lui semblait avoir le mal de mer. Ce malaise a duré environ vingt-cinq minutes et a disparu, mais la gencive où a été faite l'injection est encore restée sensible.
84	**S.** (Mˡˡᵉ Florence) Maladive et assez douillette.	13	Extract. de la 2ᵉ mol. de lait du H. C. G.	Id.	Insensibilité complète de la gencive au bout de deux minutes. Opérée au bout de 6 minutes, n'a ressenti aucune douleur. Eprouvé un peu de constriction à la gorge et un léger fourmillement dans les jambes. Pouls, après l'opération, 116.
85	**S.** (Mˡˡᵉ)	19	Extract. de 4 racines. *(Opération faite par la succursale de Nice).*	Id.	Opérée au bout de sept minutes. Eprouvé un peu de douleur, ressenti dix min. après les injections un fort engourdissement dans les jambes, main gauche insensible, pouls très fort.

NUMÉROS D'ORDRE	NOM DU SUJET et Particularités physiologiques	AGE	OPÉRATIONS PRATIQUÉES	DOSE INJECTÉE	OBSERVATIONS
86	**B.** (Mme)	35	Extract. d'une canine G. du H. (*Opération faite par la succursale de Nice.*)	1 seringue de Pravaz, soit : 5 centig. cocaïne	Opérée au bout de dix minutes, n'a pas ressenti la moindre douleur. Le sujet était tellement enchanté de l'opération qu'il s'est écrié : C'est merveilleux ! avec quel succès la cocaïne permet de supprimer la douleur !
87	**B.** Maître mécanicien à Brest. Très robuste et fort peu sensible.	25	Extract. de la 2e molaire du B. C. D. Opération laborieuse.	Id.	Insensibilité complète de la gencive au bout de trois minutes. Opéré à six. N'a absolument rien senti et aucun des symptômes qui se présentent très souvent n'est survenu. Enchanté du résultat de l'opération.
88	**B.** (Mme) Mauvaise santé, monta l'escalier avec peine, peu douillette.	31	Extract. d'une dent de sagesse du B. C. D.	Id.	Au bout de trois minutes, ressent un engourdissement de la gencive avoisinant la dent malade. Petit fourmillement dans les pieds. Se sent un peu étourdie. Opérée à six minutes. A ressenti un peu de douleur qu'elle attribue plutôt à la traction faite sur la dent. Malaise et mal de tête ayant duré vingt minutes après l'opération.
89	**L.** (M.) Bonne santé, peu sensible.	57	Extract. de la 2e grosse molaire du H. C. D'. Opération laborieuse, les racines étant très bifurquées.	Id.	Opéré à la sixième minute. N'a ressenti aucun des effets habituels et la douleur a été si faible pour une opération si difficile, qu'il la considère comme nulle. Très satisfait du résultat.
90	Id.	»	Extract. de 3 racines de molaires du H. C. D.	Id.	Quatre minutes après l'injection, ressenti un léger fourmillement dans les genoux et autour des poignets. N'a pas éprouvé la moindre douleur. Très satisfait.
91	**K.** (colonel) Bonne constitution, très peu sensible à la douleur.	57	Extract. de 2 racines du H.	Id.	Opéré à la sixième minute, n'a ressenti aucune douleur, pensait même que la petite incisive n'était pas enlevée. Aucun symptôme à signaler sauf un peu d'engourdissement et de lassitude générale qui n'ont duré que quelques instants.
92	Id. Id.		Extract. de la petite incisive droite.	Id.	
93	**B.** (Mme) Santé délicate et maladive.	38	Extract. d'une grande incisive du haut. Fait une autre extraction sans l'emploi de la cocaïne, pour comparer.	Id.	N'a rien ressenti pour la grande incisive qui a été extraite à la cinquième minute. Assoupissement qui s'est prolongé pendant une dizaine de minutes, engourdissement dans les membres, prostration, s'est trouvé mal à l'aise pendant environ une demi-heure, puis tout s'est dissipé. La deuxième dent extraite lui a occasionné une douleur assez vive.
94	**M.** (Mlle Eugénie) Bonne santé et peu douillette.	21	Extract. de 3 racines grosse molaire du H. C. D. Opération difficile.	Id.	Opéré après la 6e minute. Quoique l'opération se soit prolongée, n'a à peu près ressenti aucune douleur. Aucun symptôme particulier ne s'est présenté.
95	**A.** (M. Emile) Bonne santé et peu sensible.	26	Extract. de la 1re grosse molaire du H. C. D.	Id.	Opéré après la sixième minute, n'a senti que la traction sur la dent, sans qu'il en résulte de douleur. Éprouvait un fourmillement dans la jambe gauche qui lui produisait l'effet d'une électrisation.
96	**C.** (Mme) Souffre habituellement de douleurs rhumatismales, appréhension très vive, fort sensible.	51	Extract. d'une petite incisive droite et de 4 racines canines D. du H.	10 centig., en 2 fois, à quelques minutes d'intervalle.	Opérée à la septième minute. N'a ressenti aucune douleur pour les trois premières extractions, mais a beaucoup souffert pour les deux dernières. Constriction à la gorge, engourdissement des pieds et particulièrement de celui de droite, prostration générale, se trouve mal et n'a plus conscience de rien. Au bout de trois quarts d'heure tout était dissipé, mais elle a dit que si elle avait cru tant souffrir, elle ne se serait pas laissé opérer.
97	**B.** (Mlle Hélène) Bonne santé, assez sensible.	10	Extract. des deux dernières molaires du H. C. G.	3 centig.	Opéré à la sixième minute, n'a ressenti aucune douleur, n'a éprouvé aucun symptôme.

NUMÉROS D'ORDRE	NOM DU SUJET et Particularités physiologiques	AGE	OPÉRATIONS PRATIQUÉES	DOSE INJECTÉE	OBSERVATIONS
98	**P** (Mlle) Bonne santé et peu sensible.	22	Extract. de racines dent de sagesse du B. C. D. Opération très laborieuse, les racines étant bifurquées.	1 injection, à 3 centig. cocaïne	Opéré six minutes après l'injection. Eprouvé engourdissement général des bras et des jambes, malaises, nausées, pâleur. — N'a pas ressenti de douleur de l'extraction, mais a été prise d'une grande faiblesse qui a persisté vingt minutes après l'opération.
99	**G**. (M.)		Extirpation d'un nerf dentaire. *(Opération faite par la succursale de Nice).*	10 centig. en 2 fois.	L'insensibilisation n'ayant pas été suffisamment obtenue par la première injection, une deuxième a été faite. Dix minutes après, l'opération a eu lieu sans la moindre douleur.
100	**R**. (M.)		Extirpation d'un nerf dentaire. *(Opération faite par la succursale de Nice).*	10 centig. en 2 fois.	Deux injections ont été faites, et, malgré cela l'insensibilité n'était pas complète. Opéré en présence du docteur Lippert qui, ayant pu constater que le patient n'avait éprouvé que peu de douleur, a déclaré qu'un grand avenir était réservé aux succès de la cocaïne.
101	**G**. (Sœur.)		Extraction d'une dent. *(Opération faite par la succursale de Nice).*	Id.	Personne extrêmement nerveuse, n'a ressenti que très peu de douleur.
102	**G**. (M.)		Extraction d'une dent. *(Opération faite par la succursale de Nice).*	Id.	Opéré au bout de sept minutes, n'a ressenti que très peu de douleur.
103	**R**. (Mlle)		Tentative d'extraction d'un nerf. *(Opération faite par la succursale de Nice).*	Id.	L'insensibilisation de la gencive n'étant pas suffisante à la première injection, la patiente a préféré remettre la continuation de l'opération à une autre séance.
104	**M**. fils (M.)		Extraction d'une dent. *(Opération faite par la succursale de Nice).*	Id.	Opéré au bout de sept minutes, n'a ressenti que peu de douleur. Pouls, avant l'opération, 80; après, 100.
105	**B**. (Mme) Tempérament délicat, a eu huit enfants, se trouve fréquemment indisposée.	36	2 extract. racines petites incisives du H. C. G. précédée d'une extraction de grosse molaire avec le protoxyde d'azote.	3 centig.	Opérée à la sixième minute, ressenti un peu de fourmillement dans les pieds, constriction à la gorge, langue brûlante, léger étourdissement, crispation des mains et des poignets pendant l'injection. Eprouvé beaucoup de douleur; l'anesthésie n'ayant pas été produite. Avait subi une extraction au protoxyde avec succès dix minutes auparavant, pour une extraction d'une grosse molaire.
106	**D**. (Mme) Bonne santé, très courageuse.	38	Extract. d'une racine d'incisive centrale du H. dont les gencives étaient tuméfiées et avaient produit des abcès.	Id.	Insensibilité complète de la gencive à la cinquième minute. Opérée à la sixième, ni douleur ni symptôme.
107	**S**. (Mlle) Tempérament très délicat, Très maigre, atteinte d'une maladie chronique qui la rend entièrement nerveuse. Sujette à de violentes contractions dans les membres.	38	Nivelé au marteau de plomb des saillies osseuses occasionnées par l'extraction d'une canine de la mâchoire inférieure C. G.	2 centig.	Cinq minutes après l'injection, se trouve prise de mouvements convulsifs de la mâchoire qui se produisent ensuite dans les membres, sécheresse de la bouche, difficulté d'avaler et de parler, troubles visuels au bout d'un quart d'heure. Nous couchons la patiente qui articule difficilement les mots qu'elle veut dire. Nous lui faisons prendre un peu de rhum pour la réconforter et nous la laissons reposer. La malade se retire au bout de 3/4 d'heure, bien remise. L'opération n'a produit aucune douleur.
108	**A**. (M.) Bonne santé, assez craintif.	35	Extraction de 2 racines grosse molaire du H. C. G	5 centig.	Opéré à la sixième minute sans avoir ressenti la moindre douleur, enchanté du succès de l'opération qu'il appréhendait excessivement et qui le décide à se faire extraire d'autres mauvaises dents qu'il aurait conservées, dit-il, telles s'il avait quelque peu souffert.
109	**B**. (Mme) Souvent malade, très courageuse.	42	Extraction d'une canine G. du H.	4 centig.	Opérée six minutes après l'injection, n'a ressenti qu'un peu de traction sur la dent et un petit craquement provenant de son détachement de l'alvéole, sans qu'il en résulte la moindre douleur. Eprouvé un peu de fourmillement dans les pieds et dans les mains. Battements de cœur. Pouls, après l'opération, 124.

NUMÉROS D'ORDRE	NOM DU SUJET et Particularités physiologiques	AGE	OPÉRATIONS PRATIQUÉES	DOSE INJECTÉE	OBSERVATIONS
110	**B.** (Mme) Très nerveuse.	21	Extract. de la 2e grosse molaire du B. C. G.	1 seringue de Pravaz, soit : 5 centig. cocaïne	La première injection ayant été rejetée, une deuxième a été nécessaire. Pratiqué l'opération cinq minutes après la dernière injection, n'a ressenti qu'une faible douleur. Eprouvé : engourdissement de la joue droite, fourmillement dans les jambes, léger tremblement de la mâchoire accompagné de pleurs. Remise complètement au bout de dix minutes et comme elle avait déjà été opérée par le protoxyde, nous lui demandâmes quel était le système qu'elle préférait, elle déclara qu'elle aimait mieux la cocaïne. Insensibilité de la gencive produite trois minutes après, s'étendant sur un centimètre en avant et deux centimètres en arrière de la dent. Cette insensibilité a diminué au bout de dix minutes.
111	**S.** (M.) ex-officier de marine Très anémique.	48	Extract. d'une grosse molaire du H. C. D. Opération difficile, la dent s'étant brisée. Déchaussé avec la pince de Liston et enlevé les racines.	4 centig.	Opéré à la sixième minute. Malgré la difficulté de l'opération, n'a ressenti que peu de douleur, qu'il traduit par un tirage sur la mâchoire. Très satisfait du procédé qu'il préfère au protoxyde dont usage avait été fait pour lui, il y a quelques années. Gencive insensibilisée sur une étendue de 2 centimètres en avant et un centimètre en arrière. Durée d'insensibilisation, douze minutes.
112	**B.** (Mme) Très nerveuse, constitution maladive, a eu trois fluxions de poitrine depuis la guerre de 1870. Accouchée pendant le siège, sa santé est ébranlée depuis.	45	Extract. de 2 racines de la 1re grosse mol. du H.	3 centig.	Opérée à la sixième minute sans avoir ressenti de douleur, gencive insensibilisée pendant trois minutes et trois centimètres Eprouvé à la suite de l'injection une très grande fatigue, courbature dans les reins, violent mal de tête, nausées, troubles visuels (peut à peine distinguer les objets à un mètre de distance), pendant quelques minutes, se plaint d'avoir les jambes rompues, pleure abondamment, obligé de la soutenir pour la conduire se reposer dans un fauteuil. — Le malaise augmente après l'opération et se prolonge pendant vingt-cinq minutes, après quoi, se trouvant un peu mieux, elle rentre chez elle. Grande lourdeur de tête toute la soirée, étant très faible des jarrets, s'était couchée en rentrant. — Nausées persistantes. — Conservé sa lourdeur de tête toute la nuit, ressent encore un peu le mal de reins 24 heures après l'opération.
113	**Gérard** (docteur) Constitution robuste, peu sensible.	53	Extract. de la 2e petite molaire du H. C. D. Opération très délicate à cause du mauvais état de la dent qui pouvait se briser.	Id.	Opéré au bout de six minutes sans avoir ressenti la moindre douleur. Gencive insensibilisée sur un centimètre en avant et deux centimètres en arrière de la dent. — Durée, dix minutes. N'a éprouvé aucun phénomène.
114	**B.** (M.) Bonne santé, extrêmement peu sensible.	42	Extract. de la 2e grosse molaire du H. C. G.	4 centig.	Quatre minutes après l'injection, la gencive se trouvait insensibilisée sur une étendue de un centimètre et demi en avant de la dent et deux centimètres en arrière. — N'éprouve qu'un petit fourmillement dans les jambes. Opéré à la sixième minute. N'a ressenti qu'un léger froid occasionné par le contact de l'instrument sur la dent, mais sans aucune douleur. Sa femme avait été opérée 8 jours avant et ayant été très satisfaite, avait décidé son mari à venir à son tour.
115	**M.** (Marquis de) Constitution robuste, peu sensible.	50	Extract. d'une grosse molaire du B. C. D. Dent ayant été obturée et dont la sensation est désagréable.	7 centig. en 2 injections.	Une injection n'ayant pas suffi pour insensibiliser complètement la gencive, une deuxième a été jugée nécessaire. Opérée à la neuvième minute après la première injection. A ressenti une petite sensation à peine perceptible que l'on ne peut pas appeler douleur (*sic*). Eprouvait un peu de pesanteur et d'engourdissement dans les jambes, ainsi qu'un léger mal de tête. Dix minutes après, ces phénomènes avaient disparu.

NUMÉROS D'ORDRE	NOM DU SUJET et Particularités physiologiques	AGE	OPÉRATIONS PRATIQUÉES	DOSE INJECTÉE	OBSERVATIONS
116	**H.** (Mme) Bonne santé et peu douillette.	53	2 extract. racines grosse molaire du B. C. G.	7 centig. en 2 injections	Une partie de la première injection ayant été rejetée dans la bouche, fait une deuxième. — Gencive complètement insensibilisée sur une étendue de deux centimètres en avant et de deux centimètres en arrière. — Opérée à la huitième minute.— N'a absolument rien ressenti, ni éprouvé aucun des phénomènes qui se présentent assez souvent.
117	Id.		Extract. de 4 petites incisives de la mâchoire inférieure.	10 centig. en 2 injections,	Une première injection n'ayant pas suffisamment insensibilisé les gencives, fait une deuxième et opérée à la neuvième minute de la première injection.— Les quatre dents ont été enlevées en dix secondes environ, sans que la patiente éprouve de douleur. Extrêmement satisfaite. Le seul phénomène qu'elle ait ressenti après l'opération était un peu de froid aux extrémités.
118	**F.** (Mlle) professeur. Très nerveuse, n'a jamais été malade.	25	Extract. d'une 2° grosse molaire du B. C. D. Opération reprise à deux fois, la couronne s'étant brisée.	3 centig.	Quatre minutes après l'injection a commencé par se trouver incommodée, constriction à la gorge, léger mal de tête, nausées, engourdissement dans les bras et dans les jambes, difficulté de respirer, éprouve beaucoup d'embarras de la parole, sorte de fourmillement à l'estomac. Opérée à la septième minute.— Se trouve très agitée, anxieuse, frissonne, pousse des cris, pleure. Nous l'interrogeons et elle nous répond que ce n'est pas l'extraction qui l'a fait souffrir, elle n'en aurait rien senti, si ce n'est un peu de traction. « C'est le médicament, dit-elle, qui m'a bouleversée. » Son mal de tête augmente, grande faiblesse dans les membres, difficulté de se lever du fauteuil, peut à peine marcher, la soutenons fortement et la conduisons sur un canapé. Après vingt minutes de repos très agité, dit ressentir un fourmillement très accentué sous les ongles des doigts des mains, ainsi qu'un engourdissement des poignets, particulièrement de celui de droite, le petit doigt de cette main est comme paralysé, et étant fermé, elle ne peut l'ouvrir qu'avec l'aide de l'autre main. Éprouve une envie de dormir et ne peut pas la satisfaire. Sentiment d'hilarité, a envie de chanter. Essayé de la faire lever du canapé, retombe assise, manque de force.— Cinq minutes après, essayons de nouveau et la soutenons de chaque côté. L'engageons à marcher un peu, ce qu'elle fait avec assez de peine et avec l'aide de son amie. Se plaint d'avoir mal à l'estomac. — Se trouvant mieux sans cependant être remise complètement, elle se résout à rentrer chez elle, ce qu'elle fait juste une heure après que l'opération a été faite. Éprouvé un grand énervement pendant les deux jours qui ont suivi l'opération. Difficulté d'avaler, envie de dormir se présentant souvent, engourdissement des deux derniers doigts de la main droite qui ne lui permet pas de jouer facilement du piano. Protoxydée 8 jours après et pratiqué l'extraction d'une grosse molaire du bas C D. Malgré un peu d'agitation pendant le sommeil, le résultat de l'opération a été des plus satisfaisants. Durée de l'opération, y compris l'anesthésie, une minute dix secondes, gaz absorbé, dix litres. La malade, enchantée de n'avoir rien senti, déclare qu'elle ne veut plus de la cocaïne et que maintenant elle se trouve mieux qu'avant de venir.
119	**M.** (M.) Bonne santé, peu sensible.	34	Extract. d'une dent de sagesse du H. C. D.	4 centig.	Par suite de la difficulté qui se présente généralement pour l'injection à faire aux gencives des dents situées au fond de la bouche,

NUMÉROS D'ORDRE	NOM DU SUJET et Particularités physiologiques	AGE	OPÉRATIONS PRATIQUÉES	DOSE INJECTÉE	OBSERVATIONS
119 *Suite*)	**M.** (M.) (*Suite*).				une faible quantité du liquide s'échappa dans la gorge du patient et fut absorbée. — Il s'en suivit aussitôt de fortes nausées accompagnées d'un vomissement et d'un léger tremblement dans les jambes. Opéré à la sixième minute. A part le contact de l'instrument et la traction faite sur la dent, n'a pas ressenti de douleur. Déjà opéré plusieurs fois par le protoxyde, le préfère, en raison du succès obtenu, à la cocaïne. A la suite de l'opération, le sujet a ressenti pendant toute la journée des frissons dans le corps et des crampes dans les mollets. De huit heures à minuit, fièvre très intense. Le lendemain éprouve une forte constriction à la gorge, légère migraine, aphonie, nausées bilieuses. Ne veut plus de la cocaïne.
120	**Ch. Fauvel** (Dr) Laryngoscopiste	50	Extract. d'une racine de petite incisive du H. C. G., gencive tuméfiée.	1 injection de 3 centig.	Opéré au bout de six minutes ; n'a ressenti aucune douleur ni éprouvé aucun symptôme anormal, la gencive s'est trouvée insensibilisée sur une étendue de trois centimètres. L'insensibilisation a disparu cinq minutes après l'opération, ne laissant derrière elle qu'un peu de chaleur dans la bouche et une sorte de sensation de bien-être. — Des phénomènes étant survenus à la suite de l'opération ci-dessus que l'on avait cru s'être bien passée, M. le docteur Fauvel nous a communiqué ses observations par une lettre dont nous reproduisons ci-joint copie textuelle : « Cher ami, « J'ai ressenti, chose assez curieuse, des « faiblesses dans les jambes en sortant de chez « vous et j'ai éprouvé d'assez grandes diffi-« cultés à marcher. J'avais presque peur de « traverser la chaussée, redoutant de ne pou-« voir éviter assez lestement les voitures. « J'ai eu, pendant toute ma consultation, un « sentiment de constriction au creux épigas-« trique et un état de malaise difficile à définir. « Il m'est survenu une fluxion au niveau de « la région jugale gauche, au niveau de l'os « jugal, à partir de cinq heures du soir, cette « fluxion s'est dissipée à neuf heures. — Ce « matin, je ressens un engourdissement et un « empâtement de la lèvre supérieure, surtout « au niveau des incisives. Mais quant au ma-« laise, je n'en ressens plus rien, il avait dis-« paru hier, du reste, après dîner. « Dr Ch. Fauvel. »
121	**D.** (M.) Bonne constitution, peu sensible.	50	Extract. d'une petite incisive du H. C. G.	4 centig.	Opéré à la sixième minute. Engourdissement complet de la gencive sur une étendue de trois centimètres. N'a absolument éprouvé aucune douleur, a dit textuellement : « C'est parfait, moi qui appréhendais de souffrir, je n'ai rien senti. » Aucun phénomène ne s'est produit. Le lendemain, il nous a dit qu'en s'en allant (11 h. 1/2 du matin), il avait ressenti un léger fourmillement dans le pied droit qui a duré jusqu'à une heure de l'après-midi.
122	**S.** (M. de) Bonne santé, très nerveux et très sensible.	35	Extract. de 2 fortes racines 1re petite molaire du H. C. G.	7 centig.	Fait deux injections, la première n'ayant pas suffi pour l'insensibilisation complète de la gencive. Débridé avec la pince de Liston et opéré l'extraction à la septième minute de la première injection. Le sujet a éprouvé fort peu de douleur, ressent un peu de lourdeur de tête et la lèvre inférieure semble être

NUMÉROS D'ORDRE	NOM DU SUJET et Particularités physiologiques	AGE	OPÉRATIONS PRATIQUÉES	DOSE INJECTÉE	OBSERVATIONS
122 (*Suite*)	S. (M. de)				comme paralysée. — Annoncé le surlendemain avoir eu la tête lourde une partie de l'après-midi et avoir manqué d'appétit. Dès le lendemain se trouvait entièrement remis dans son état normal.
123	D..... Bonne santé, très nerveux.	46	· Extract. d'une dent de sagesse du H. C. G. Extract. de 2 grosses molaires du H. C. G.	1 injection de 8 centig.	Opérations faites simultanément à six minutes d'intervalle de chaque injection. N'a ressenti qu'un peu de gonflement et de constriction à la gorge, principalement plus accentués du côté opposé des dents à extraire. — N'a éprouvé aucune douleur. — Léger mal de cœur suivi de vertige, qui n'a duré que quelques minutes.
124	Durier (Adrien) Etudiant en médecine, interne à Lourcine Bonne santé, un peu douillet.	24	Extract. de 2 racines de la 1re grosse molaire du B. C D.	4 centig.	L'insensibilité de la gencive n'a été complète qu'au bout de cinq minutes. — Trois minutes après l'injection, il sentait la piqûre que l'on faisait avec une pointe.— Opéré à la septième minute, n'a ressenti aucune douleur ni éprouvé le moindre trouble. — Dit n'être pas impressionnable à l'action de la cocaïne qu'il a beaucoup employée en en introduisant dans les cavités des dents qui lui faisaient mal. — Doutait avant l'opération du succès anesthésique et se trouve enchanté du résultat obtenu. Avait été opéré par le protoxyde en décembre 1886 et disait que c'était ce qu'il y avait de meilleur.
125	Pietra-Santa (M. le Dr) Bonne santé.	68	Extract. d'une grosse molaire du B. C. D.	6 centig. en 2 injections	Opéré à la sixième minute, gencive complètement insensibilisée sur une étendue de trois centimètres. — La couronne s'étant brisée par suite du mauvais état de la dent dont la base était sciée par la carie, il a fallu extraire les racines l'une après l'autre, opération qui s'est prolongée et a occasionné une forte douleur au patient. Pendant les vingt minutes qu'elle a duré le pouls a subi, de cinq minutes en cinq minutes, les variations suivantes : 72, 80, 84.
126	L (Jules) Bonne santé, peu sensible.	45	Extract. d'une grosse molaire du B. C. G.	4 centig.	Opéré à la sixième minute. A ressenti une légère douleur qu'il attribue plutôt à la traction de l'instrument sur la dent. Malgré cela, se déclare très satisfait et n'hésiterait pas à recommencer.
127	S. (de)	35	Extract. d'une 2e grosse molaire du H. C. D.	Id.	Opéré à la sixième minute. Dent fortement implantée dont il n'a éprouvé qu'une douleur excessivement légère (déjà cocaïnisé, voir observation n° 122).
128	Id.	»	Extract. d'une dent de sagesse du H. C. D.	Id	Après cinq minutes, la gencive ne se trouvait pas complètement insensibilisée. Opéré au bout de sept minutes. La dent se trouvant en très mauvais état a dû être enlevée à plusieurs reprises et en fragments. L'opération s'étant prolongée et les gencives étant très sensibles par suite des extractions qui avaient été faites les jours précédents, il en est résulté une douleur assez forte que le sujet ressentait encore un quart d'heure après. Forte constriction de la gorge qui a persisté le lendemain, œil droit un peu douloureux (déjà cocaïnisé plusieurs fois, voir observations n°s 122 et 127).

NUMÉROS D'ORDRE	NOM DU SUJET et Particularités physiologiques	AGE	OPÉRATIONS PRATIQUÉES	DOSE INJECTÉE	OBSERVATIONS
129	**P.** fils (M. de) Bonne santé, peu sensible.	13	Extract. d'une première grosse molaire de première dentition.	5 centig.	Insensibilité complète de la gencive après 5 minutes, opéré à la sixième. N'a ressenti qu'un effet de traction sur la dent, douleur nulle ; se trouvait tellement heureux de l'enlèvement de sa dent qu'il disait que, dans le moment, il aurait sauté au cou de l'opérateur. Le lendemain a dit : que ses gencives étaient restées comme engourdies, une ou deux heures après l'extraction, ressenti des tremblements dans les bras et dans les jambes et une forte envie de dormir.
130	**Barral** (Mᵐᵉ Elisabeth) Bonne santé.	42	Extract. d'une grosse molaire du H. C. D.	Id.	La gencive étant complètement insensibilisée à la sixième minute, opéré aussitôt. N'a senti que la traction de l'instrument sur la dent, douleur et accidents nuls. Depuis deux jours le sujet ne pouvait ni manger ni dormir.
131	**Royer** (Dʳ) Bonne santé.		Extract. d'une dent.	4 centig.	N'a éprouvé qu'un léger engourdissement et un peu de céphalalgie. Douleur nulle.
132	**H.** (M.) Bonne santé, peu sensible.	49	Extract. d'une première grosse molaire du H., dent dénudée et en partie détachée de la gencive, assez branlante et non cariée, périostite.	7 centig. 2 injections	Opéré au bout de 6 minutes. N'a senti que la traction sur la dent, mais n'a éprouvé aucune douleur.
133	**C.** (Sidney) Lieutenant dans l'armée anglaise des Indes. Tempérament sanguin.	24 1/2	Extract. de trois racines d'une grosse molaire du H. C. D.	5 centig.	A la sixième minute, la gencive se trouvait complètement insensibilisée. Dit se sentir un peu *drôle !* N'a ressenti aucune douleur. Trouve le procédé merveilleux et, pour les dents restant à extraire, ne veut pas être opéré autrement. M. le docteur Churchill assistait à l'opération.
134	Id.		Extract. d'une dent.	Id.	N'a ressenti aucune douleur.
135	**S.** (M.) Bonne santé, sensibilité normale.	47	Extract. de trois dents du H.	Id.	Opéré à la sixième minute. Faible sentiment de la traction de l'instrument sur la dent, douleur nulle. Eprouve un peu de céphalalgie et de froid aux extrémités. Extrait ensuite, sans anesthésie, une dent qui tenait à peine. La douleur qu'il en a ressenti lui fait réclamer la cocaïne pour les dents qui restent à enlever.
136	Id.		Extract d'une dent.	Id.	Pas de douleur.
137	**C.** (Sidney) lieutenant dans l'armée des Indes.	24 1/2	Extract. d'une dent.	4 centig.	N'a éprouvé aucune douleur (déjà cocaïnisé précédemment. (Voir observations nᵒˢ 133 et 134.)
138	**C.** (Edouard) maladif (Hypertrophie cardiaque et accidents nerveux	14 1/2	Extract. d'une grosse molaire du H. C. D.	2 centig.	N'a ressenti aucune douleur ni éprouvé aucun phénomène. Pouls avant l'opération 116, après 120.
139	**S.** (M.) Bonne santé, sensibilité normale	47	Extract. d'une deuxième grosse molaire du H. C. G.	4 centig.	N'a éprouvé aucune douleur, mais le lendemain nous a dit avoir éprouvé de la difficulté pour s'endormir étant très agité depuis qu'il avait été opéré. (Déjà cocaïnisé deux fois. Voir observations nᵒˢ 135 et 136.)
0	**C.** (M. Paul) a eu la fièvre typhoïde l'année dernière, très affaibli en ce moment par suite d'excès de croissance	14	Extract. d'une grosse molaire du H. C. D.	3 centig.	Opéré à la sixième minute, n'a ressenti aucune douleur ni éprouvé aucun trouble.
141	**S.** (M.)	47	Extract. de deux petites canines et d'une molaire du H. C. G.	5 centig.	N'a absolument rien senti. (Déjà opéré plusieurs fois par la cocaïne. Voir observations nᵒˢ 135, 136 et 139.)

NUMÉROS D'ORDRE	NOM DU SUJET et particularités physiologiques	AGE	OPÉRATIONS PRATIQUÉES	DOSE INJECTÉE	OBSERVATIONS
142	**M.** (Mme) très sensible et très craintive.	36	Extract. d'une racine.	4 centig.	Eprouve un peu d'énervement, mais n'a ressenti aucune douleur.
143	**S.** (Mme de) Bonne santé, un peu nerveuse.	23	Extract. d'une dent.	Id.	N'a ressenti aucune douleur, éprouve un léger mal de tête et un peu d'énervement.
144	**G.** (M.)		1 Extract.	8 centig. 2 injections	Résultat non satisfaisant.
145	**G.** (Mlle de)	16	1 Extract.	4 centig.	N'a éprouvé aucune douleur ni aucun trouble.
146	**M.** (Mlle) un peu délicate.	15	1 Extract.	Id.	N'a rien senti. Rien de particulier.
147	**B.** (Mme) Bonne constitution.	35	Extract. d'une grosse molaire du B.	7 centig. 2 injections (Une partie du liquide ayant été rejeté, il n'a dû en être absorbé que 4 centig.)	N'a senti aucune douleur, éprouve seulement une sensation huileuse à la mâchoire inférieure.
148	**R.** (Mlle Madeleine)	22	Extract. d'une première grosse molaire du B.	7 centig. 2 injections	N'a éprouvé qu'une douleur insignifiante principalement occasionnée par les piqûres.
149	**R.** (Mme)	40	Extract. de trois dents.	5 centig.	Résultat parfait, pas la moindre douleur ni aucun trouble.
150	**T.** (Mme) Bonne santé, peu sensible.	36	Extract. d'une grosse molaire du B. C. D., dent ébranlée et légèrement expulsée de l'alvéole par suite de périostite.	4 centig.	N'a ressenti aucune douleur ni éprouvé le moindre trouble, pouls après l'opération 100.
151	**P.** (Mme) Tempérament nerveux.	27	Extract. d'une première grosse molaire du B. C. G.	7 centig. 2 injections	Ressenti fort peu de douleur de l'opération, mais cette dernière est suivie des phénomènes suivants : étouffement, tremblement nerveux, crispations, grande faiblesse dans les jambes, pleurs, froid aux mains, lassitude générale. Cet état de malaise a persisté pendant environ 1 heure 1/2. Rentre chez elle avec un mal de tête assez fort, constriction au niveau de la région épigastrique et un peu de faiblesse dans les jambes. Le lendemain elle nous dit qu'elle avait eu beaucoup de mal pour arriver chez elle, à pied. N'a pu déjeuner et s'est couchée, mais, était tellement énervée qu'elle ne pouvait rester dans cette situation. Toute la journée a eu mal à la tête, des bourdonnements dans les oreilles et des frémissements dans les membres. Pris seulement un potage le soir, et n'a pu dormir de la nuit, avait froid. Le jour suivant, il ne lui restait qu'un léger mal de tête qui ne l'a pas empêchée de venir faire continuer d'autres opérations en train. — Pouls après l'extraction 120. — Cinq jours après cette opération, extrait, par comparaison, deux dents avec le protoxyde d'azote. La patiente, s'en étant très bien trouvée, a déclaré préférer le protoxyde qui lui permettait de se retirer 5 minutes après, sans éprouver de douleur ni ressentir aucun phénomène anormal.
152	**C.** (M.) Bonne santé, peu douillet.	29	Extract. d'une grosse molaire du B. C. D., dent très gâtée et dont la couronne s'est détachée, ce qui a entraîné à extraire les racines isolement et à prolonger la durée de l'opération.	4 centig.	N'a ressenti aucune douleur. — Enchanté du résultat. Appréhendait beaucoup la souffrance, ce qui lui faisait ajourner l'opération depuis 8 jours que cette dent l'empêchait de dormir.

NUMÉROS D'ORDRE	NOM DU SUJET et Particularités physiologiques	AGE	OPÉRATIONS PRATIQUÉES	DOSE INJECTÉE	OBSERVATIONS
153	**R.** (Mlle) Très craintive et excessivement nerveuse.	23	Extract. d'une petite incisive du B. C. D., dent placée sur une autre et vulgairement désignée sous le nom de surdent.	4 centig.	Dès la première piqûre, devient très tremblante et à la vue des instruments, se trouve prise d'une très grande appréhension. Se fait prier pour ouvrir la bouche, ressent un peu d'engourdissement dans la jambe gauche. Opérée à la sixième minute, n'a presque rien senti.
154	**H.** (M.) Bonne santé, très sensible.		Extract. de deux racines des première et deuxième petites molaires du H. C. D.	Id.	Avant l'opération, éprouvait un peu d'appréhension. Opéré à 6 minutes, n'a absolument rien senti. Le lendemain, nous a dit : qu'étant à la Bourse, il s'était trouvé, *tout drôle* vers 3 h 1/2. Il pense que c'est la cocaïne qui lui a produit cet effet qui, du reste, n'a été que passager.
155	**M.** (Vicomte de) Bonne santé, très sensible.	50	Extract. d'une deuxième grosse molaire du H. C. D., dent très adhérente et dont une partie de la gencive était détachée sur une profondeur d'environ 5 m/m.	7 centig. 2 injections	Une première injection n'ayant pas suffi pour insensibiliser complètement la gencive, fait une deuxième et opéré à 4 minutes d'intervalle de cette dernière. N'a ressenti qu'une très petite douleur, qu'il dit même insignifiante ; éprouve un léger étourdissement et un peu d'engourdissement de la langue. En présence de ce résultat dont il est enchanté, il déclare qu'il désire que les dents restant à extraire le soient par le même procédé. Pouls avant l'opération 80, après 128. Cette opération qui, immédiatement, parut satisfaisante, eut des suites qui déterminèrent le patient à revenir à l'emploi du protoxyde, dont il s'était toujours bien trouvé. Voici la relation qu'il nous fit : « Une demi-heure après l'opération, j'éprouvais un malaise général, suivi de nausées et d'étourdissement, ou plutôt, d'hébètement général, qui se prolongea toute la journée, aucun appétit, malaise, nuit paisible, sommeil calme. Le lendemain, il n'y paraissait plus, mais je préfère le protoxyde qui, jamais, ne m'a fait éprouver rien de semblable. »
156	**S.** (M.) Bonne santé, peu impressionnable.	25	Extract. d'une première grosse molaire du B. C. G., dent très adhérente et dont l'enlèvement a nécessité un grand effort.	5 centig.	Difficulté d'injection assez grande, la gencive se trouvant très mince et excessivement dure. Une partie du liquide a été rejeté pendant l'injection et l'anesthésie imparfaite. Proposé au client de le protoxyder, craignant qu'il n'éprouve de la douleur. Comme il était très courageux, il désira être opéré tout de même, dans les conditions où il se trouvait, se sentant assez fort, disait-il, pour supporter la douleur qui, du reste, fut très atténuée.
157	**H.** (M.)	46	Extract. d'une deuxième petite molaire, très déchaussée et couchée suivie de l'extraction d'une racine de première petite molaire du H. C. G.	4 centig.	Opéré à 5 minutes. N'a pas senti la moindre douleur. (Déjà opéré par la cocaïne. Voir observation n° 154.)
158	**C.** (Mlle) Bonne santé, nerveuse et très craintive.	22	Extract. d'une grosse molaire du B. C. D.	Id.	Ressenti un peu de douleur. Eprouve un léger engourdissement à la joue droite, lourdeur de tête, yeux hagards, frémissements dans le bras gauche. Pouls avant l'opération 84.
159	**P.** (Mlle) (Négresse), bonne santé.	22	Extract. d'une deuxième petite molaire du B. C. D.	7 centig. 2 injections	La première injection n'ayant pas assez insensibilisé la gencive, fait une deuxième et opéré, 5 minutes après cette dernière. A éprouvé un peu de douleur.

NUMÉROS D'ORDRE	NOM DU SUJET et Particularités physiologiques	AGE	OPÉRATIONS PRATIQUÉES	DOSE INJECTÉE	OBSERVATIONS
160	**H.** (Mme) Santé délicate, a eu la fièvre typhoïde et une tumeur.	55	Extract. d'une petite incisive du H. C. G., dent qui lui avait occasionné de fortes douleurs, la nuit précédente.	4 centig.	S'est trouvée prise (4 minutes après l'injection) de tremblement nerveux, frémissements et faiblesse dans les jambes, troubles visuels, forts battements de cœur. Opérée après la sixième minute a éprouvé un peu de douleur. Se trouvant incommodée, l'avons fait reposer pendant environ 3/4 d'heure, puis est partie à peu près remise.
161	**B.** (M.) Bonne santé, très peu impressionnable.	20	Extract. d'une grosse molaire du B. C. D., dent dont les racines étaient très fourchues.	7 centig. 2 injections	La gencive n'étant pas suffisamment insensibilisée par la première injection, fait une deuxième et opéré à 4 minutes d'intervalle de cette dernière. A ressenti une légère douleur, suivie de fourmillements dans les jambes, plus particulièrement accentués dans celle de droite que dans celle de gauche. Le lendemain, nous a dit qu'à partir du moment où avait été faite l'opération (3 heures), des étourdissements étaient survenus et avaient persisté tout le reste de la journée.
162	**C.** (M^e) Bonne santé, très nerveuse	22	Extract. de deux racines grosse molaire du B. C. G.	4 centig.	N'a ressenti aucune douleur ni éprouvé aucun trouble (Déjà opérée précédemment. Voir observation n° 158.
163	**T.** (Mme) Bonne santé, sensibilité normale.	48	Extract. d'une deuxième grosse molaire du B. C. G., dent peu adhérente.	Id.	N'a ressenti qu'une très petite douleur, un peu de lourdeur de tête et un épaississement de la langue assez accentué, ne lui permettant pas de s'exprimer facilement. Pouls avant l'opération, 80.
164	**M.** (M. Gaston) Bonne santé, sensibilité normale.	26	Extract. d'une petite incisive du B. C. D.	Id.	Éprouvé, au bout de 4 minutes, un peu de lourdeur de tête, envie de dormir, éblouissements, sueur perlant au visage, pâleur, prostration et faiblesse générale. Opéré à la sixième minute, n'a pas ressenti la moindre douleur, au point qu'il ne s'apercevait pas que sa dent était enlevée. Fait reposer pendant 1/4 d'heure, après avoir pris un verre de cognac, est parti à peu près remis.
165	**B.** (M. Auguste) Bonne santé et fort peu impressionnable.	19	1 Extract.	7 centig. 2 injections	Engourdissement dans les parties injectées ; la portion intérieure de la gencive reste blanchâtre et exsangue tandis que la partie externe donne une petite hémorrhagie. Léger étourdissement, et engourdissement dans les bras qui ont persisté pendant le reste de la journée. Pas de douleur pendant l'opération.
166	**M.** (Mme) sujette à des palpitations de cœur	34	1 Extract.	4 centig.	Éprouve une envie de pleurer et laisse même échapper quelques larmes. Opérée après la sixième minute, déclare qu'elle a bien moins souffert que si elle n'avait pas été anesthésiée.
167	**T.** (Mme) Bonne santé, assez impressionnable.	38	Extract. d'une première grosse molaire du B. C. G.	Id.	Opération laborieuse que la patiente a à peine sentie. Éprouvé un peu d'anxiété, malaise, tremblement nerveux et légères palpitations.
168	**F.** (M.) Très nerveux et très impressionnable.	25	Extract. d'une première grosse molaire du B. C. D., dents très adhérentes et racines bifurquées.	6 centig. 2 injections	Ressenti une douleur assez forte, dit « qu'il lui semble que la dent n'a pas été anesthésiée. » Devient très pâle, éprouve un peu de vertige et de malaise. Au bout de 10 minutes, semble être remis. Opéré précédemment au protoxyde par un confrère, déclare le préférer à la cocaïne. Nous a dit le lendemain qu'il était rentré chez lui avec une voiture, qu'il avait déjeuné avec appétit, puis qu'un peu de somnolence avait suivi. Quand il s'est réveillé, tout était dissipé.

NUMÉROS D'ORDRE	NOM DU SUJET et Particularités physiologiques	AGE	OPÉRATIONS PRATIQUÉES	DOSE INJECTÉE	OBSERVATIONS
169	**P.** (Mme) Bonne santé, très courageuse.	22	Trépanation de l'os incisif et ouverture d'un abcès occasionné par une fistule ancienne. (Opération préparatoire pour la pose d'une dent à pivot.)	8 centig. 2 injections	Léger malaise et un peu d'étouffement suivi d'un tremblement nerveux. pleurs, parle constamment. La difficulté de respiration augmentant sa mère la délace. Eprouve un engourdissement général des bras et des jambes. La douleur de l'opération a été très légère. Le lendemain le sujet nous dit qu'elle avait été incommodée tout le reste de la journée, mais qu'elle ne se sentait plus de rien. (Voir observation n° 173, faisant suite à cette opération.)
170	**S.** (Mlle Augustine) Bonne santé, excessivement sensible.	23	Extract. d'une grosse molaire du B. C. G.	5 centig.	Dès la piqûre de l'aiguille, se met à pleurer et à crier. Au bout de 2 minutes, la gencive se trouve complètement insensibilisée. Ressent un peu de fourmillement dans les jambes et éprouve de la difficulté pour parler. Pupille dilatée. Opérée au bout de 7 minutes. N'a presque rien senti et, se trouvant plus courageuse, voudrait maintenant se faire extraire une autre dent, dont elle ne souffre pas, mais qu'elle dit « n'être pas bonne. »
171	**D.** (Mme) Santé normale, nerveuse et craintive.	27	Extract. d'une première petite molaire du H. C. D.	4 centig.	Insensibilité complète de la gencive à la quatrième minute. Eprouve un peu d'engourdissement dans les jambes et dans les coudes. Besoin de parler. Opérée à la sixième minute, n'a ressenti aucune douleur et est très enthousiasmée du procédé. Le lendemain nous dit qu'en partant, elle éprouvait un peu de faiblesse mais qu'elle se trouvait très bien en rentrant chez elle.
172	**H.** (M.) Bonne santé, peu sensible.	43	Extract. d'une première grosse molaire du H. C. G., dent déchaussée.	4 centig.	N'a absolument rien senti.
173	**P.** (Mme) Bonne santé, très courageuse.	22	Injecté la fistule et la face postérieure de la racine; passé une petite sonde d'argent pour arriver au foyer purulent, introduit ensuite le cautère Paquelin, chauffé au rouge, afin de détruire ce foyer, pansé ensuite à l'acide phénique.	7 centig.	7 minutes après les injections, fait les opérations dont détail ci-contre, et dont la durée n'a pas dépassé 6 minutes. La patiente déclare n'avoir presque rien senti. (Voir observation 169.)
174	**F.** (Mme) Sujette à des palpitations de cœur, a eu plusieurs bronchites.	52	Extract. d'une dent de sagesse, un peu branlante.	3 centig.	N'a ressenti aucune douleur ni éprouvé aucun phénomène particulier.
175	Id.		2 Extract.	4 centig.	Aucune douleur.
176	**D.** (Mme) nerveuse et très craintive.	27	Extract. d'une petite molaire du H. C. G.	4 centig.	Quelques minutes après l'injection, se sent prise d'un peu de faiblesse, suivi d'un léger malaise, d'une durée de 10 minutes. n'a ressenti aucune douleur et est partie complètement remise. (Déjà cocaïnisée précédemment. Voir observation n° 171.)
177	**R.** (Mlle) Bonne santé, très impressionnable.	26	Extract. d'une petite molaire.	7 centig. 2 injections	A éprouvé, 4 minutes après l'injection, un léger frémissement dans les bras et dans les jambes, suivi d'un tremblement nerveux dans les mâchoires et d'un léger engourdissement. N'a absolument rien senti, dit que c'est admirable ! (Pouls après l'injection, 108.)
178	**T.** (Mme) Bonne santé, très craintive, se décide difficilement à se rendre chez le dentiste.	55	Extract. de deux incisives centrales.	4 centig.	N'a presque rien senti.

NUMÉROS D'ORDRE	NOM DU SUJET et Particularités physiologiques	ÂGE	OPÉRATIONS PRATIQUÉES	DOSE INJECTÉE	OBSERVATIONS
179	**T.** (Mme) (*Suite*)	55	Extract. d'une racine de petite molaire.	3 centig.	N'a rien senti. (Opération faite 1 heure après la précédente.)
180	**R.** (Mme) Santé un peu ébranlée par plusieurs maladies. Très sensible.	48	Extract. de la deuxième grosse molaire du H. C. G. Opération très laborieuse par suite du mauvais état de la dent dont la couronne s'est brisée, ce qui nécessite l'extraction des racines une à une, avec de grandes difficultés.	5 centig.	Un peu de douleur de tête après l'injection, se sent *drôle !* Fait respirer du carbonate d'ammoniaque. N'a presque rien senti pendant la première partie de l'opération, mais, pour les racines dont l'extraction a duré 1/4 d'heure, dit avoir beaucoup souffert (ce qui est probablement exact), l'action de la cocaïne ne durant habituellement qu'environ 10 minutes, l'anesthésie devait avoir totalement disparu (Etat du pouls après l'injection, 104).
181	**B.** (M.) Bonne santé, peu sensible.	54	Extract. de deux racines de molaires. (Le matin à 10 heures.)	7 centig. 2 injections	Opéré à la cinquième minute, dit n'avoir absolument senti que l'application du davier, léger engourdissement sous la gencive.
182	Id.		(L'après-midi à 3 heures.) — Extract. d'une première grosse molaire du B. C. G. Extract. d'une racine de molaire du B. C. D.	Id.	Ces deux opérations se trouvant sur deux points opposés, fait une injection à chaque gencive et opéré 5 minutes après. Le patient n'a éprouvé qu'un léger engourdissement sous la langue, phénomène se rapprochant de celui observé le matin. Douleur nulle.
183	**G.** (Mme) Bonne santé, très peu sensible.	30	Fistule située sur racine de canine gauche du H., une dent à pivot ayant été posée sur cette racine, la fistule s'est rouverte et a donné lieu à un petit écoulement. Injecté du chlorhydrate de cocaïne dans la fistule et sur la face postérieure de la racine; après 7 minutes, introduit une petite sonde d'argent pour suivre le trajet fistuleux, puis passé un trocart pour arriver au foyer purulent. Introduit ensuite le cautère Paquelin pour détruire ce foyer ainsi que le séquestre alvéolaire, puis pansé à l'acide phénique.	7 centig.	Opération dont la durée n'a pas excédé 12 minutes. Aucun phénomène appréciable n'est survenu et aucune douleur n'a été ressentie par la patiente.
184	**D.** (Mlle) Bonne santé, très nerveuse et impressionnable.	16 1/2	Extract. de deux racines de grosse molaire du B. C. D., racines très cariées.	4 centig.	S'est trouvée excessivement énervée, 4 minutes après l'injection. Explosion soudaine de pleurs. Opérée à 6 minutes, n'a rien senti de l'opération.
185	**B.** (Mlle de) Santé normale, très nerveuse.	45	Extract. d'une grosse molaire du H. Côté droit, dent branlante.	Id.	4 minutes après l'injection, se sent comme étourdie, chaleur, sueurs, nausées, faiblesse générale. L'opération est pratiquée sans douleur, mais le malaise persiste encore 20 minutes.
186	**P.** (M.) Professeur à la Faculté de .... Bonne santé, peu sensible.	70	Extract. de deux incisives centrales.	7 centig. 2 injections	Opéré 6 minutes après la deuxième injection. N'a absolument rien senti, extrait ensuite sans anesthésie 6 racines environnantes et deux autres dents; la douleur a été en augmentant, au fur et à mesure qu'elles s'éloignaient du temps et du lieu d'injection de la cocaïne.
187	**C.** (Mme) Bonne santé, peu impressionnable.	40	Extract. d'une première grosse molaire du B. C. D., racines bifurquées qui ont rendu l'opération très laborieuse.	4 centig.	N'a éprouvé qu'une sensation d'engourdissement. Douleur nulle. Pouls avant et après l'opération, 80.

NUMÉROS D'ORDRE	NOM DU SUJET et Particularités physiologiques	AGE	OPÉRATIONS PRATIQUÉES	DOSE INJECTÉE	OBSERVATIONS
188	**L.** (Mme) Bonne santé, peu sensible.	47	Excision d'une petite incisive du H. C. G., mis le nerf à découvert, injecté dans le canal dentaire 2 c/g cocaïne en deux fois et maintenu la canule dans l'orifice pour servir d'obturateur. Nerf très sensible au contact de l'instrument. Attendu 5 minutes puis extirpé le nerf Pansé au chlorure de zinc, puis obturé le canal dentaire avec un tampon de cire.	2 centig. 1/2	N'a ressenti aucune douleur pendant les opérations décrites ci-contre.
189	**A.** (Mme) Habituellement bien portante. Peu sensible.	26	Extract. de deux racines de petites molaires du H. C. G.	6 centig. 2 injections	La première injection n'ayant pas suffi, fait une deuxième ; très sensible à la piqûre de l'aiguille. Eprouve un peu de lourdeur de tête, engourdissement de la gencive, gonflement de la joue, douleur dans l'œil du côté injecté. Opérée à 7 minutes, elle a ressenti un peu de douleur et a déclaré ne plus vouloir être opérée que par le protoxyde qui lui avait bien réussi la veille.
190	**St-A.** Très nerveux, bonne santé.	26	Extract. d'une dent de sagesse du H. C. G.	5 centig.	N'a ressenti aucune douleur, sauf une petite sensation aiguë dans l'oreille; a été protoxydé autrefois, et dit préférer la cocaïne.
191	**P.** (Mme) Très nerveuse.	88	Traitement d'un abcès alvéolaire avec application de cocaïne et cautérisation du trajet fistuleux avec le cautère Paquelin.	10 centig. 2 injections	A éprouvé une douleur assez forte.
192	**J.** (Mlle)	26	1 Extract.	4 centig.	N'a éprouvé aucune douleur.
193	**R.** (M.) Bonne santé, très peu impressionnable.	49	Extract. d'une dent de sagesse.	4 centig.	N'a absolument rien senti.
194	Id.	»	Extract. de la deuxième grosse molaire H. C. G.	5 centig.	Quelques minutes après l'injection, éprouve comme un peu de vertige, accélération du pouls, légers frémissements dans les bras et dans les jambes. Opéré à 7 minutes. Simple sentiment de traction, douleur nulle.
195	**V.** (Mlle) Bonne santé, peu sensible.	45	Extract. de deux racines de petite molaire du H. C. D. et de deux racines première molaire séparées par une petite molaire.	7 centig. 2 injections	Opéré une première racine au bout de 4 minutes, n'a presque rien senti. Continué l'extraction des autres dont la dernière surtout, a été très laborieuse, sans qu'elle ressente aucune douleur ni phénomène particulier.
196	Id.	»	Extract. de deux racines de grosse molaire et d'une racine de molaire du H. C. G.	7 centig. 2 injections	N'a rien senti.
197	Id.	»	Extract. d'une grosse molaire du bas.	5 centig.	Opération laborieuse. Pas de douleur ni de phénomènes particuliers.
198	**B.** (Mme) Bonne santé, peu douillette.	48	Extract. d'une deuxième grosse molaire du H. C. G.	10 centig. 2 injections	4 minutes après l'injection se trouve très énervée, lourdeur de tête et faiblesse dans tous les membres. Opérée à 6 minutes, douleur nulle, à peine a-t-elle senti la traction de l'instrument sur la dent.

NUMÉROS D'ORDRE	NOM DU SUJET et Particularités physiologiques	AGE	OPÉRATIONS PRATIQUÉES	DOSE INJECTÉE	OBSERVATIONS
199	**H.** (Mlle) Bonne santé, très nerveuse.	30	Extract. d'une grosse molaire du H. C. D.	5 centig.	N'a ressenti aucune douleur de l'extraction, mais immédiatement après, a éprouvé les phénomènes suivants : lourdeur de tête, tremblement nerveux dans les membres, battement de paupières assez précipité, malaise général et tendance à s'endormir, ces accidents se dissipent au bout d'une heure. Le sujet nous dit le surlendemain qu'elle avait passé une bonne nuit à la suite de l'opération, mais qu'après s'être levée elle s'était sentie très malade, avait éprouvé des douleurs dans les gencives et sur le côté droit de la figure, et s'était sentie très faible. Le soir elle était encore plus mal et le lendemain était trop malade pour pouvoir se lever. — Le surlendemain seulement elle était complètement remise.
200	**H.** (M.) Bonne santé, très sensible.	46	Extract. d'une mauvaise racine de canine du H. C. G.	Id.	N'a éprouvé qu'une sensation très légère et un peu de gonflement de la lèvre supérieure, s'étendant jusqu'à l'aile gauche du nez. A déjà été opéré 2 fois avec la cocaïne. (Voir observation nos 154 et 157.) Nous a dit le lendemain qu'après être sorti de la maison, il avait eu un serrement des tempes et des courbatures dans tous les membres qui avaient duré une grande partie de la journée.
201	**M.** (Mme) Bonne santé, très impressionnable.	40	Extract. d'une deuxième molaire.	Id.	N'a ressenti aucune douleur, éprouve seulement un peu d'engourdissement de la gorge et de la langue du côté droit.
202	**M.** (M.) Santé délicate, a eu des rhumatismes articulaires.	19	Extract. de 3 racines de la première grosse molaire du H. C. D. et de trois racines de la deuxième grosse molaire à côté.	Id.	Opéré à la 6me minute après avoir préalablement sectionné la gencive avec la pince de Liston. N'a absolument ressenti aucune douleur, éprouvé un engourdissement complet dans les jambes, resté dans le fauteuil 20 minutes environ après l'opération; tremblement dans les mains, ne peut tenir un verre d'eau sans le renverser. Ces phénomènes disparaissent au bout d'une heure 3/4.
203	**C.** (Mme)	31	Extract. d'une deuxième grosse molaire du B. C. G. dont la couronne était totalement cariée et une partie des racines attaquée par la carie.	7 centig. 1/2 2 injections	Commencé l'opération sans anesthésie, une vive douleur étant survenue, et la patiente ne pouvant la supporter, nous avons dû la suspendre ; avons alors proposé l'emploi du protoxyde d'azote qui lui avait déjà donné satisfaction, il y a 6 ans. — L'opération devant être longue et laborieuse la fait hésiter. Nous n'avons pas insisté pour la décider. — Etant parvenus à lui faire accepter la cocaïne, avons rencontré une difficulté d'injection par suite de l'étroitesse du palais qui ne permettait pas l'accès de la seringue sur la gencive interne. Injecté totalement le liquide sur la parti eexterne et opéré à 7 minutes. N'a ressenti aucune douleur, éprouvé un peu d'engourdissement dans les jambes, un peu de faiblesse, langue cotonneuse, phénomènes qui n'ont été que passagers.
204	**A.** (Mlle)	22	Création d'une fistule artificielle au moyen d'un trocart, appliqué ensuite le cautère Paquelin pour former un conduit qui ne puisse se refermer immédiatement.	5 centig.	Eprouvé un peu de douleur de tête et prise d'une légère syncope. — Un quart d'heure après elle partait, ne ressentant qu'une petite fluxion qui se formait et lui engourdissait la joue.
205	**L.** (M.) Bonne santé.	45	Extract. d'une grosse molaire du H. C. G. opération très laborieuse, les racines étant soudées au maxillaire qui était nécrosé, déterminé une ouverture, une nécrose des bords inférieurs du sinus.	Id.	Quatre minutes après l'injection, devient faible, les mains tombent inertes, grande lourdeur de tête, troubles visuels (aperçoit un nuage devant un objet placé à un mètre de distance). Eprouve une forte douleur et nous dit que la cocaïne n'a rien atténué.

NUMÉROS D'ORDRE	NOM DU SUJET et Particularités physiologiques	AGE	OPÉRATIONS PRATIQUÉES	DOSE INJECTÉE	OBSERVATIONS
206	**L.** (M. de) Très impressionnable, a une maladie de cœur, pour laquelle il prend de la digitale. Est sujet aux étourdissements.	67	Extract. de trois dents de la mâchoire inférieure.	5 centig.	Opéré à la 6me minute. N'a pas ressenti la moindre douleur. Un peu de lourdeur de tête et légère accélération des battements de cœur.
207	**K.** (M.) Bonne santé, peu sensible.	40	Extract. d'une grosse molaire du B. C. G., dent tenant fortement à l'alvéole et nécessitant un grand effort.	Id.	Trois minutes à peine après l'injection se sent étourdi, grande envie de dormir, troubles visuels survenant, tremblement nerveux dans les mains, tombe assoupi dans le fauteuil, puis se ranime, opéré à la 6me minute, n'a pas ressenti la moindre douleur. 10 minutes après, s'en allait complètement remis.
208	**R.** (Mme) A eu une maladie de cœur, très nerveuse et très sensible.	48	Extract. d'une dent et de trois racines de grosse molaire du B. C. G.	Id.	Eprouve un énervement général, tremblement dans les bras et dans les jambes, troubles visuels, s'agite fortement. — Opérée à la sixième minute. — Pas de douleur; se croyant assez bien remise des troubles survenus, essaye de se lever du fauteuil, se trouve prise de vertige et les jambes lui manquant, elle s'affaisse sur le tabouret. Nous la soutenons et la faisons reposer sur le canapé. Voit tout tourner autour d'elle.
209	**L.** (M. Alfred) Bonne santé, très impressionnable.	35	Extract. de deux dents de H. C. G.	Id.	N'a éprouvé qu'un peu de lourdeur de tête et quelques légères nausées. Douleur nulle pendant l'extraction.
210	Id.		Extract. de trois racines de grosses molaires du H. C. G.	Id.	Commencé par extraire la première racine 3 minutes après l'injection, et continué successivement l'extraction des 2 autres; n'a senti aucune douleur, éprouve seulement des nausées. Ce malaise a persisté plusieurs heures.
211	Id.	»	Extract. d'une racine de la 2e petite molaire H. C. G.	Id.	Opéré à la troisième minute n'a rien senti.
212	**M.** (Mme)	40	Extract. d'une dent.	Id.	N'a ressenti aucune douleur, ni éprouvé aucun phénomène particulier. (Déjà opérée précédemment. Voir observation n° 201.)
213	**L.** (M. Alfred)	35	Extract. d'une racine de petite molaire du H. C. D., opération très difficile, la racine tenant fortement et offrant peu de prise. Incisé la gencive et changé quatre fois d'instrument.	Id.	N'a ressenti aucune douleur. (Opéré 3 fois précédemment, 209, 210, 211.)
214	**P.** (Mme) très nerveuse, santé délicate.	38	Extract. d'une racine de grosse molaire du B. C. G.	Il.	Aussitôt après l'injection, vive appréhension pour l'opération, devient très agitée, se tord les poignets, éprouve une forte lourdeur de tête, accompagnée de troubles visuels, dit se sentir toute *singulière*. Opérée à la cinquième minute, n'a senti aucune douleur mais éprouve des alternatives d'agitation et de faiblesse. Transportée sur un canapé, éprouve de l'étouffement et des nausées, puis légère syncope, les symptômes se dissipent au bout d'une demi-heure. Opérée précédemment par la cocaïne. (Voir observations n° 191.)
215	**A.** (Mme la baronne de) Bonne santé, constitution vigoureuse.	45	Extract. d'une deuxième petite molaire du H. C. G.	8 centig. 2 injections	Une première injection de 5 c/g n'ayant pas suffi, fait une deuxième de 3 c/g qui détermine une complète insensibilité. Eprouve un peu d'énervement, léger mal de tête. N'a ressenti aucune douleur. 5 heures après, nous a dit à sa visite suivante qu'elle avait mal digéré son déjeuner et que ses jambes étaient engourdies.
216	**L.** (Mme)	50	Extract. d'une racine de deuxième petite molaire du H.	5 centig.	N'a éprouvé aucune douleur.

NUMÉROS D'ORDRE	NOM DU SUJET et Particularités physiologiques	AGE	OPÉRATIONS PRATIQUÉES	DOSE INJECTÉE	OBSERVATIONS
217	**S.** (Mme veuve)	61	Extract. d'une petite molaire G. du H. et d'une canine, gencives très spongieuses.	10 centig.	La première injection n'ayant pas suffisamment insensibilisé, fait une deuxième 5 minutes après, et attendu encore 5 minutes pour opérer l'extract. des 2 dents. N'a ressenti aucune douleur.
218	**K.** (Mme)	38	Extract. d'une racine de dent de sagesse du B. — Racine qui avait été oubliée par un confrère lors de l'extraction de la dent.	7 centig. 1/2 2 injections	A ressenti un peu de douleur.
219	**A.** (Mme la baronne de)	43	Extract. d'une dent.	5 centig.	N'a ressenti aucune douleur, déjà opérée la veille (n° 215.)
220	**V.** (Mme la baronne de) Pâle, convalescente.		Extract. d'une dent de sagesse du H. C. G.	Id.	N'a senti aucune douleur, mais , ayant déjà été opérée par le protoxyde, le préfère à la cocaïne. Pouls : Avant 92, après 120.
221	**L.** (M.) Tempérament nerveux.	43	Extract. du reste d'une dent de sagesse.	Id.	N'a absolument rien senti. Pouls : Avant 110, après 120.
222	**L.** (M Alfred) Bonne santé, très impressionnable.	35	Extract. d'une deuxième molaire du B.	Id.	A à peine senti la pose du davier. Déjà opéré plusieurs fois. — Voir observations, n°s 209, 210, 211 et 213.
223	**P.** (Mme) Très nerveuse et pleine d'appréhension chaque jour où elle doit venir se faire soigner.	38	Une extract.	Id.	N'a senti aucune douleur de l'opération, mais s'est trouvée très énervée pendant environ une demi-heure, éprouvait aussi un peu d'étouffement. Déjà opérée deux fois. — Voir observations n°s 191 et 214.
224	**Al...** (Mme de)	45	Extract. d'une racine de grosse molaire du H. C. G.	Id.	N'a éprouvé aucune douleur, ressenti seulement un peu de lourdeur de tête et d'énervement. Opérée précédemment, n°s 215, 219.
225	**L.** (M Alfred)	35	Extract. d'une racine du B. C. G.	Id.	N'a absolument rien senti. Déjà eu 5 opérations, 209, 210, 211, 213 et 222.
226	**Al...** (Mme de)	45	Une extract.	Id.	N'a rien senti. Déjà opérée 3 fois. — Voir observations, n°s 215, 219, 224.
227	**S.** (Mlle Agnès) Santé délicate.	11	Extract. d'une dent de lait.	4 centig.	N'a ressenti aucune douleur. Eprouvé un peu de difficulté pour parler, un peu de constriction à la gorge et un léger fourmillement dans les jambes, phénomènes qui n'ont duré que 10 minutes (Sa sœur avait été opérée auparavant, n° 84.)
228	**D.** (M. Onésime) Bonne santé, peu sensible.	29	Extract. d'une grosse molaire du B. C D., dent très adhérente et ayant nécessité un grand effort de main.	5 centig.	N'a éprouvé aucune douleur ni aucun phénomène.
229	**Al...** (Mme la baronne de)	45	Deux extract.	Id.	N'a rien senti. (Opérée 4 fois précédemment, n°s 215, 219, 224, 226.)
230	**B.** (Mlle Marguerite) Très nerveuse et très craintive.	14	Extract. d'une première grosse molaire du B., dent très adhérente.	Id.	Sentiment d'appréhension excessif, ne cesse de pleurer malgré les encouragements que le docteur Le Roy de Méricourt, qui assiste à l'opération, lui prodigue. — Pâleur de la face, extrémités glacées, spasmes de la respiration, anxiété épigastrique. — Opérée à la septième minute. — N'a senti aucune douleur de l'opération ; mais les phénomènes ont persisté environ 1 heure 1/2 après, ainsi qu'un peu de douleur aux deux points où l'injection a été faite. A 7 heures, il lui a été presque impossible de manger. — L'injection avait été faite à 3 h. 1/2.

NUMÉROS D'ORDRE	NOM DU SUJET et Particularités physiologiques	AGE	OPÉRATIONS PRATIQUÉES	DOSE INJECTÉE	OBSERVATIONS
231	**W.** (M.) Très nerveux, peu sensible.	52	Extract. d'une petite molaire du B. C. D.	10 centig.	Avait un léger mal de tête en entrant, sent qu'il augmente après l'injection ; contraction des tempes. Opéré 4 minutes après la deuxième injection. N'a ressenti qu'une douleur insignifiante.
232	**B.** (V^lle) Tempérament lymphatique.	25	Extract. d'une petite molaire du B.	5 centig.	N'a que très légèrement senti la pose de l'instrument, douleur nulle.
233	**Gillet** (Docteur) Asthmatique	60	Extract. d'une petite molaire du B. C. D.	6 centig.	Malgré le grand effort qu'a occasionné l'extract. de cette dent qui tenait fortement, le patient n'a éprouvé que très peu de douleur, un peu d'engourdissement de la gencive et du bout de la langue.
234	**B.** (Mme)	42	Extract. d'une grosse molaire du H. C. D. Extract. nécessitant de très grands efforts.	5 centig.	Douleur presque nulle. Faible engourdissement de la langue du côté opposé.
235	**L.** (Mlle)	42	Canine et petite incisive du H. C. D. Dents excessivement sensibles et occasionnant de vives douleurs à la patiente. — Diagnostiquons l'existence d'un abcès au sommet de la petite incisive. Aucun signe extérieur à l'appui, excepté un peu de matité de la gencive. Notre diagnostic se vérifie par l'opération.	Id.	Fait une injection de 5 c/g qui, immédiatement, a eu pour effet de calmer la douleur. Procédons ensuite vigoureusement par l'application d'une pointe de feu à travers l'alvéole, et jusqu'au niveau présumé de l'existence de l'abcès pour former un canal fistuleux afin de faciliter l'écoulement du pus qui aussitôt s'échappe assez abondamment et procure un soulagement instantané à la patiente. Pansé ensuite la gencive et renvoyé la cliente complètement soulagée et probablement guérie car elle n'a plus rien ressenti après. — N'a éprouvé qu'un peu de courbature dans les jambes.
236	**Préterre** (M. A.) Chirurgien-dentiste	66	Extract. d'une petite molaire du B. C. D. qui se trouvait usée.	8 centig.	Immédiatement après une première injection de 5 c/g a éprouvé une sensation graisseuse sur la langue et sur la gencive. — Céphalalgie, nausées, troubles visuels. Au bout de 5 minutes le mal de tête augmente et se trouve localisé aux tempes où une légère contraction semble se produire Grande envie de vomir. Quelques larmes involontaires s'échappent. La gencive n'étant pas suffisamment insensibilisée, fait une deuxième injection de 3 c/g. Opéré à 6 minutes de la deuxième injection. Ressenti une vive douleur que j'attribue à l'état de tuméfaction périphérique de l'alvéole, la douleur de l'alvéole persiste. En résumé résultat fort peu satisfaisant.
237	Id.	66	Extract. de racines d'une petite molaire du B. C. D.	3 cent. cocaïne, puis l'insensibilisation ne paraissant pas suffisante, 2e injection de 3 centig.; au bout de 12 minutes l'insensibilité n'existe pas encore ; 3e injection de 3 centig.	Difficulté d'articuler, sueurs profuses, écoulement involontaire de larmes. Aucun phénomène de paralysie des jambes. Tremblement des mains. L'extraction pratiquée 5 minutes après la troisième injection produit une assez vive douleur. L'estomac reste embarrassé toute la journée. Ce résultat est donc aussi peu satisfaisant que dans l'observation précédente.
238	**B.** (Mlle) Tempérament lymphatique	25	Extract. d'une dent.	5 centig.	N'a pas senti la moindre douleur, au point qu'elle ne se doutait même pas que la dent était enlevée (Déjà opérée précédemment. Voir observation n° 232.)

OPINION DES AUTEURS
SUR LA COCAÏNE

La première partie de ce travail contient exclusivement nos observations personnelles. Dans cette seconde partie nous avons résumé les publications les plus importantes des auteurs qui ont écrit sur la cocaïne, de façon à permettre au lecteur de rapprocher leurs observations des nôtres, et rendre par conséquent notre étude tout à fait complète.

Anesthésie par la Cocaïne dans les opérations buccales

par le Docteur ADOLPH WITZEL

Pour anesthésier leurs patients, que les opérations fussent douloureuses ou non, les oculistes ont toujours employé avec succès la cocaïne dans les opérations du nez, de la cavité du pharynx et surtout dans celles de l'intérieur du larynx où le chloroforme au contraire ne peut être que très rarement employé à cause des quelques difficultés qui existent; mais déjà par l'exploration de cette partie, les médecins peuvent préparer immédiatement les mouvements de déglutition et de suffocation des muscles staphylins et pharyngiens, ce qui n'est ignoré d'aucun des médecins qui, depuis la découverte de la cocaïne, se sont attachés au traitement de cette partie. Tandis qu'autrefois les patients devaient pendant des semaines être examinés avec des miroirs pour le pharynx et le larynx,

avant qu'on fût par exemple en état d'éloigner une petite fibre des cordes vocales, l'irritation de l'action de reflet de cette partie est aujourd'hui
tellement diminuée par un léger badigeonnage de cocaïne, que de petites
opérations peuvent être faites de suite. La technologie de ces opérations
interlaryngées a, en conséquence, par l'emploi de la cocaïne, fait dans
ces deux dernières années un progrès tel qu'il ne pouvait même être
pressenti. Naturellement, l'emploi de la cocaïne n'a pas été limité aux
parties que nous venons de mentionner ; elle a été promptement utilisée
par les chirurgiens pour les explorations, les traitements chirurgicaux de
l'urèthre, de la vessie, du rectum, du vagin, de même que pour presque
toutes les excisions sans douleur de petites tumeurs cutanées, etc. ; pour
l'usage interne, après les résultats obtenus, elle semble pouvoir être employée dans les affections de l'estomac, principalement dans les dyspep-
sies nerveuses. Les ouvrages odontologiques qui ont paru dans ces deux
dernières années citent de nombreux exemples, montrant avec quel zèle
les dentistes également ont fait des recherches relatives à l'emploi de la
cocaïne. La cocaïne a été essayée et recommandée pour diminuer la sensibilité de la dentine dure lorsque l'on perce une cavité, de même pour
l'anesthésie locale de la pulpe mise à nu. Avec une solution de cocaïne,
on arrivera à badigeonner les gencives, pour la saisie principalement,
afin de rendre l'extraction des dents moins douloureuse pour le patient.
En ce moment, de nombreuses recherches sont faites dans le but de faire
usage de la cocaïne sur la gencive, et en ceci nous croyons avoir enfin
trouvé le moyen recherché depuis si longtemps, permettant, dans la ma-
jeure partie des cas, de diminuer considérablement la douleur causée par
l'extraction des dents, et rendre supportable pour le plus grand nombre
des patients l'action si appréhendée de la saisie de la dent. Il est certainement très rare de parvenir, au moyen d'injections de cocaïne, à extraire
les dents sans aucune douleur ; le patient ressent le placement du davier, la prise de la dent ainsi que son extraction de sa jonction avec l'alvéole et la gencive ; mais la tranquillité avec laquelle même les plus
craintifs supportent cette prise, grâce à l'effet produit par la cocaïne, dé-
montre que la propriété conductrice des nerfs sensibles en rapport avec
la partie injectée a été diminuée considérablement, quoique les terminaisons nerveuses dont il faut tenir compte dans les extractions ne soient
pas, comme pour la cornée de l'œil ou la membrane muqueuse de la
langue, directement paralysées par la cocaïne. Mais si malgré cela, lors
des extractions de dents, la douleur est considérablement diminuée, parfois nullement ressentie même pour plusieurs extractions, nous remar-
quons une analgésie suffisante ; le dernier effet ne peut donc plus être
considéré comme un effet de contact, mais comme un effet de reflet pro-
venant du centre du nerf. Les cellules nerveuses de l'écorce grise du
cerveau et la moelle allongée sont, par ce moyen, influencées d'une façon
tout à fait frappante ; aussi les expériences physiologiques sur les ani-

maux, ainsi que les observations faites sur les hommes, ont-elles fourni des preuves certaines.

Avant de nous approfondir davantage sur ces phénomènes cérébraux, nous voulons vous apprendre à connaître l'effet topique de l'anesthésie par la cocaïne sur un nerf préparé après avoir été mis à nu, ainsi que les suites d'une injection de cocaïne sous la peau d'un lapin.

J'ai ici deux lapins du même âge ; pour l'un d'eux, après avoir écarté les poils, je prépare, de façon à le mettre à nu, l'extrémité inférieure du nerf ischiadien du haut de la cuisse droite, pendant que je fais sortir ce nerf avec la longue tête du biceps, et le place sur la pince. Veuillez remarquer que la souffrance occasionne des mouvements convulsifs par tout le corps de l'animal ; maintenant, au moyen d'une seringue à gouttes, j'injecte sur le tronc nerveux mis à découvert six gouttes d'une solution de cocaïne à 20 0/0 ; je désinfecte la blessure près de la peau et rentre vivement le nerf. Vous voyez que l'animal se meut comme précédemment sur le plancher de la chambre ; après quelques minutes, le dessous de la patte du côté opéré se pose maladroitement sur le sol ; quant au reste, l'animal paraît tout à fait bien, je trouve les pupilles modérément dilatées et la bouche complètement sèche. Dix minutes après l'injection de l'ischien, examinons l'irritabilité de reflet au-dessous des deux extrémités. Si, avec la pointe d'un scalpel, je pique le dessous de la patte non injectée, l'extrémité mise à couvert par un mouvement convulsif m'échappe alors immédiatement de la main. Je pique ensuite le dessous de la patte de l'extrémité injectée, mais vous ne constatez aucun mouvement occasionné par la douleur. Ce manque de réaction a lieu même pour des piqûres plus profondes au bas et au haut de la cuisse jusqu'à l'endroit de la blessure, tandis que l'animal s'agite fortement sitôt que je pique la peau dans la région inguinale ou dans la partie du nerf fémoralis qui n'a pas été injecté. Une demi-heure après l'injection de cocaïne, l'animal sur lequel l'essai a été fait, agile de nouveau, saute dans la chambre, tirant un peu le bas de la cuisse droite.

Je prends maintenant l'autre lapin que je fais tenir par mes aides. Je lui injecte sous la peau, dans la région de l'omoplate gauche, six gouttes de la même préparation de cocaïne à 20 0/0.

Une minute s'est à peine écoulée et cependant vous voyez que, quoique la même dose de cocaïne ait été employée, l'animal en est fortement influencé. Elle provoque d'abord une importante dilatation des pupilles, les paupières se dessillent fortement et le bulbe cesse d'agir ; l'anesthésie et l'analgésie existent dans la partie environnant la place injectée. Peu après, l'animal ne peut plus se tenir debout, les pattes injectées étant presque immobiles et placées sous le ventre. Des crampes toniques se déclarent dans les extrémités, suivies bientôt de spasmes cloniques dans les mêmes régions, ainsi que dans le système nerveux du cou et du cerveau, d'où il s'ensuit un branlement de tête de côté et d'autre. La respiration devient irrégulière, tantôt faible et fréquente, tantôt lente et profonde ; le choc de la pointe du cœur est extraordinairement augmenté et accéléré. Dix minutes après l'injection, l'animal reste presque immobile, couché sur ce même côté. Vous remarquerez que non seulement la sécrétion des glandes lacryminales a beaucoup augmenté, mais que des spasmes cloniques des nerfs massetérins ont également lieu, et qu'à travers des lèvres palpitant assez fortement s'échappe sans interruption de la gueule de l'animal une bave très visqueuse. J'estime que la quantité de bave sécrétée en cinq minutes et se trouvant sur cette table peut être de 2 à 3 grammes. Au bout de vingt minutes, ce que vous attendiez peut-être avec impatience, l'animal commence à lever la tête en l'air ; au bout de trente minutes, il essaie de marcher ; et au bout d'une heure, vous le voyez, quoique lentement encore, sauter de tous côtés dans la chambre. A ces deux animaux, qui ont eu néanmoins une évacuation abondante d'urine, je donne maintenant de l'herbe fraîche ; mais vous remarquez que celui dont l'ischiadien a été injecté mange avec plaisir, tandis que l'autre refuse encore toute nourriture.

L'influence sur la sensibilité d'une injection de cocaïne est démontrée par l'expérience intéressante faite par Anrepp et Rossbach sur un chien d'habitudes tranquilles, qui, après une injection de 0,01 de cocaïne pour chaque kilogramme de poids du corps, semblait immédiatement transformé. L'animal ne restait pas un seul instant à la même place, dansant seulement sur les pattes de derrière et s'agitant gaiement pendant longtemps autour de son maître. Après une forte dose, l'animal se mit à trembler et à hurler d'une façon plaintive, plaçant la queue entre les jambes et imitant avec sa tête et sans discontinuer le mouvement d'un pendule. La respiration était beaucoup plus rapide ; les pupilles étaient dilatées et la membrane pituitaire de la gueule était sèche. Avec une dose plus forte (0,02 par kilo), il se produisit une irritation notablement plus forte de sensibilité, suivie de paralysie. Le chien, comme poussé par une force invisible, se mit à tourner toujours dans le même cercle, puis se coucha sur un côté ; à un appel de son maître, il le regarda d'une façon plaintive ; après vingt minutes d'injection, de violents spasmes cloniques survinrent tandis que la tête, entièrement sans connaissance, ne cessait de se balancer de tous côtés frappant avec force sur le sol.

J'ai fait une expérience similaire sur un chien de chasse, âgé de dix ans et pesant 12 kilos. Je lui ai injecté 0,1 pour cent de cocaïne sous la peau du front. Un quart d'heure après, l'expression du visage de l'animal devenait d'une fixité frappante. Après un nouveau quart d'heure, il ne pouvait plus marcher avec sûreté. L'ataxie existait principalement dans les extrémités de devant qui, par la présentation de l'abdomen, étaient fortement allongées. La tête ne cessait d'être en mouvement, mais sans être lancée de côté et d'autre. A mon appel, le chien se traîna vers moi en soupirant faiblement.

La puissante influence que les injections de cocaïne peuvent exercer sur la psyché est démontrée par l'expérience suivante faite sur un chien de chasse, auquel, quarante-cinq minutes après l'injection, je présentais un lapin vivant à la vue duquel il fut encore à peine excité ; et au commandement : « Fass, apporte ! » il se traîna jusqu'à lui, le flaira, mais sans y faire plus attention, et même sans le reconnaître.

Une heure après l'injection, un très grand besoin de se mouvoir se fit sentir chez le chien et, tout en hurlant d'une façon plaintive, la langue tombante et sèche, la respiration oppressée, il fit en courant quatre ou cinq pas dans la chambre. Puis il se coucha de nouveau, allongeant pendant quelques instants tantôt les pattes de devant, tantôt celles de derrière. Cet état dura environ douze minutes. Il refusa de boire l'eau qui lui fut apportée, et, quoique la tête y eût été plongée, la sécheresse de la gueule n'en fut pas diminuée. Deux heures après l'injection, le chien était presque revenu à son état normal et reconnaissait comme gibier le lapin qui lui avait été présenté précédemment.

Au bout de trois ou quatre heures, ces phénomènes commencèrent à disparaître, et l'animal reprit ses forces. De très fortes doses seulement peuvent être mortelles, donnant lieu à une paralysie de la respiration.

De ces expériences intéressantes et instructives, vous remarquerez, Messieurs, que nous avons dans la cocaïne une ressource d'un très grand effet. D'après les expériences qui ont été faites jusqu'à ce jour, nous devons admettre qu'elle est d'un effet extraordinaire même sur l'homme ; et des indications plus précises, relatives à l'emploi subgingival d'un remède précieux, agissant d'une façon énergique, seront bientôt nécessaires.

Si vous faites prendre à un homme à jeun 0 gr. 05 de cocaïne, après quinze ou vingt minutes, il ressent une augmentation de force en même temps qu'une vive incitation de l'activité du cerveau. La disposition dans laquelle on se trouve est agréable, l'expression du visage montre, surtout s'il y a dilatation modérée de la pupille, que l'on est gaiement excité. La respiration reste normale, le pouls augmente lentement de dix pulsations environ. Le lendemain, continuez votre expérience sur le même patient en badigeonnant, avec cinq gouttes d'une préparation de cocaïne à 20 0/0, les gencives ainsi que la membrane muqueuse de la partie dure du palais : le même état d'euphorie se présentera, mais moins prononcé, quoique une quantité importante de la cocaïne badigeonnée sur le palais doive avoir été introduite dans l'estomac. Elle paraît, au contraire, avoir une influence locale sur les terminaisons nerveuses de la membrane muqueuse de la bouche, occasionnant l'anesthésie de la partie badigeonnée et, peu après, une sensation désagréable de sécheresse dans la bouche et le pharynx. Quelques-uns éprouvent une sensation comme si quelque chose d'irritant se trouvant placé devant l'isthme occasionnait un mouvement de déglutition continu.   *Revue odontologique.*

Usages et propriétés de la Cocaïne.

La curieuse propriété que possède la cocaïne de produire l'anesthésie locale a été signalée par le chimiste qui a su isoler cet alcaloïde et qui écrivait dès 1860 : « Cet agent détermine de l'insensibilité temporaire sur la partie de la langue avec laquelle il vient en contact. »

Ce fait intéressant semble avoir été oublié pendant vingt-quatre ans, c'est-à-dire jusqu'à l'année 1884, où M. Koller, étudiant en médecine à Vienne, fut conduit à essayer l'action anesthésique locale du chlorhydrate de cocaïne, parce qu'il avait vu qu'en badigeonnant le pharynx avec une solution de l'alcaloïde, on rendait l'examen laryngoscopique plus supportable. Il envoya un flacon de la solution au Dr Brettauer, de Trieste, qui en démontra les propriétés au Congrès ophthalmologique de Heidelberg, le 15 septembre 1884. Plusieurs expériences furent faites avec la solution à 2 0/0, et l'on reconnut qu'en déposant deux gouttes de liquide sur la surface de la cornée normale et répétant l'application après un intervalle de dix minutes, la sensibilité de la cornée se trouvait tellement diminuée, au bout de dix autres minutes, qu'on pouvait la presser avec un stylet, etc.

Outre cet effet insensibilisateur sur les tissus superficiels de l'œil, la cocaïne agit comme mydriatique et paralyse l'accommodation, mais ce dernier effet disparaît plus vite que la dilatation de la pupille, qui ne dure pas au maximum plus de douze heures. La sensibilité de l'iris est moins affectée que celle de la surface oculaire. Le grand mérite de la cocaïne consiste dans la limitation de son action aux tissus sur lesquels on l'applique. Sans doute, d'autres symptômes à distance résultent de l'application externe de l'anesthésique, mais ils sont pour la plupart insignifiants et ne comportent aucun danger. On peut comparer dans une certaine mesure la cocaïne au curare. L'une paralyse les terminaisons des nerfs sensitifs, tandis que l'autre paralyse celles des nerfs moteurs. L'aconit semblerait agir d'une manière directement opposée à la cocaïne. Quand celle-ci est appliquée sur une membrane muqueuse, elle cause probablement une action constrictive sur les vaisseaux, produit le blanchiment de la partie et un engourdissement de l'excitabilité nerveuse qui aboutit à un état complet d'anesthésie ; cependant son effet ne dépasse guère la surface et ne se prolonge pas longtemps. Cette application est suffisante pour rendre indolore l'usage d'un caustique, le passage de catheters et de lithotriteurs, ou l'accomplissement d'opérations qui ne vont pas jusqu'aux tissus profonds. Les opérations telles que l'ouverture d'abcès et de bubons, l'extirpation de petites tumeurs exigent, outre l'anesthésie de la surface, deux ou plusieurs injections hypodermiques de un à deux centigrammes de chlorhydrate dans le voisinage immédiat du siège de l'opération. Injectée de la sorte, les solutions aqueuses des sels de cocaïne amortissent la sensibilité autour de la ponction, de telle sorte que la piqûre profonde d'une épingle n'est pas sentie ; la partie environnante rougit, mais pour reprendre son état normal au bout d'une demi-heure ; ces injections sont plus utiles que celles de la morphine pour soulager la sciatique. Bien que les solutions de cocaïne soient peu absorbées par la peau, — même celles de chloroforme, — cependant l'application d'un liniment de l'alcaloïde pur, fait avec de l'axonge ou tout autre corps gras, peut apaiser la douleur inflammatoire, comme dans l'eczéma et l'érysipèle, ou les souffrances névralgiques (zona, etc.) et le prurit de l'urticaire. Pour les brûlures, on commence par en badigeonner la surface avec une solution de chlorhydrate à 4 0/0, puis on la recouvre d'ouate imprégnée de liniment oléo-calcaire, de cérat au pétrole ou de pommade boriquée auxquels on a incorporé de la cocaïne pure. On peut encore l'employer de la sorte pour les fissures du mamelon, les piqûres d'insectes, etc. L'irritabilité des surfaces muqueuses enflammées, comme dans la fièvre de foin, la grippe, le coryza, la bronchite, l'asthme spasmodique, la laryngite et la pharyngite est également très soulagée par les pulvérisations de la solution aqueuse d'un sel de cocaïne. En obstétrique, son application locale apaise la douleur de la dilatation du col et diminue la sensibilité du périnée pendant la période de dilatation ; on peut, sous son influence, suturer presque sans douleur les déchirures du périnée, etc. — Les affections spasmodiques et douloureuses du vagin sont réduites au minimum par des injections vaginales de 1 cent. 5 de cocaïne dans des solutions huileuses au 1/100 c. — En odontechnie, la cocaïne est utile pour calmer les douleurs des dents ; elle amortit la sensibilité des pulpes mises à nu. L'alcaloïde pur est dans ces cas préférable aux sels, parce que, étant moins soluble dans l'eau, il risque moins d'être entraîné par la salive. Il suffit d'en déposer un peu dans la cavité d'une dent cariée et de le recouvrir avec une obturation temporaire pour apaiser la souffrance pendant un temps considérable. Une forte solution dans l'essence de girofles rend également des services. Pour la préparation des cavités que l'on veut obturer, on réussit mieux à amortir la sensibilité de l'ivoire à l'aide d'un sel de cocaïne, le chlorhydrate ou le citrate ; le dernier a été recommandé parce qu'il se laisse réduire en boulette et peut être pressé dans la cavité, mais il n'est pas aussi riche en alcaloïde que le chlorhydrate ; toutefois l'un et l'autre s'absorbent plus rapidement que la cocaïne pure, qui convient mieux, comme nous l'avons dit ci-dessus, pour les obturations provisoires et simplement calmantes. Avant d'employer la pâte arsenicale pour la destruction d'une pulpe exposée, si l'on met un centigramme et demi d'un sel de cocaïne dans la cavité, après une préparation partielle, il anesthésiera la pulpe pendant une durée d'environ cinq minutes, temps suffisant à l'opérateur pour ouvrir complètement la cavité et exposer la pulpe directement à l'action de la pâte caustique, sans douleur pour le sujet. Dans l'extraction, en ayant soin de faire l'injection d'une dose dans la gencive, de chaque côté, au niveau des racines de la dent, on réussit, après une attente de cinq minutes, à faire l'opération presque sans douleur et, si l'on a badigeonné la gencive environnante avec une solution aqueuse du chlorhydrate à 50 0/0, on peut éviter l'effet douloureux de l'introduction du davier......

Quant aux propriétés toxiques de la cocaïne, ses effets paraissent être légers et non cumulatifs. Cet agent détermine l'arrêt de la respiration; — à petites doses, il a un effet excitant sur les centres nerveux et d'autres parties du système nerveux. Dans une tentative de suicide faite par un pharmacien, une dose de un gramme et demi n'a paru produire aucun accident sérieux.

Voici la description des effets d'une pleine dose, empruntée au *British and colonial Druggist*, février 1885 :

« L'auteur, d'une sensibilité nerveuse malheureusement excessive, avait pris dans l'espace de trois heures des doses de chlorhydrate ne représentant pas moins de deux grammes de cocaïne, et comme il n'a pas succombé, on ne saurait ranger ce corps remarquable parmi les alcaloïdes délétères. Il éprouva, entre autres symptômes graves, une exagération de l'activité cérébrale allant parfois jusqu'au délire, mais un délire toujours subordonné à un effort puissant de la volonté. Ce phénomène dura cinq heures, temps pendant lequel il y avait une légère augmentation de l'action cardiaque et de la respiration, mais nullement douloureuse. Au début la force musculaire parut augmentée, le sujet pouvant soulever des poids plus lourds que d'habitude ; il en fut de même des facultés intellectuelles. Une heure après la prise totale de la quantité indiquée plus haut, la sensibilité des membres aux influences externes (qui avait graduellement diminué dès le principe) s'affaiblit d'une manière notable ; les piqûres, pincement et légères brûlures avec un fil métallique chaud n'étaient plus senties sur les parties charnues des bras ou des jambes, mais le tronc ne perdit pas d'une façon appréciable sa sensibilité à la douleur.

« Puis il survint de légers mouvements convulsifs et une sensation de torpeur corporelle, faisant place vers la huitième heure à une somnolence considérable. Point de désir ou de dégoût spécial pour la nourriture, mais le sommeil l'emporta sur tous les autres symptômes entre la dixième et la onzième heure à partir du début, et continua pendant treize heures ensuite ; le sujet éprouva un léger sentiment de vertige en s'éveillant, mais ce phénomène diminua peu à peu et avait entièrement disparu vingt-quatre heures plus tard. »

Les physiologistes ont supposé que la cocaïne aurait des propriétés, sinon identiques, au moins voisines de celles de la caféine, de la théine ou de théobromine, parce qu'ils croyaient à une parenté entre ces divers composés. Mais la cocaïne est tout à fait distincte, au point de vue chimique ; elle est beaucoup moins soluble dans l'eau que la caféïne ; c'est une base forte, tandis que la caféïne ne l'est pas ; enfin sa composition chimique et ses dérivés sont absolument différents de ceux de la caféïne.

Comme médicament, la cocaïne a été plus utilisée en France et en Amérique qu'en Angleterre.

Les opinions sont actuellement divisées sur la question de savoir si l'anesthésie produite par la cocaïne est le résultat du trouble vaso-moteur (les artérioles se contractant sous son influence, les filaments nerveux se trouveraient anémiés) ou si la cocaïne paralyse directement les extrémités nerveuses, soit de sensibilité, du toucher, ou de sens spécial, car elle fait disparaître la faculté du goût et de l'odorat, aussi bien que la perception du toucher et de la douleur. Quand on administre la cocaïne à la dose et de la façon voulues pour affecter toute l'économie, le cerveau paraît s'exciter, le cœur être stimulé et la pression sanguine augmenter. Les doses délétères tuent par asphyxie, la respiration cessant et le cœur s'arrêtant en diastole ; mais ce fait n'a pas encore été observé chez l'homme, la quantité nécessaire au dénouement fatal étant très considérable. Nous avons vu plus haut qu'une personne en avait pris deux grammes (en plusieurs heures) sans éprouver de très graves accidents Cet agent diminue toutes les sécrétions et, bien qu'au début les mouvements de l'intestin soient légèrement stimulés, des doses plus fortes ou la continuation du médicamment amènent de la paresse intestinale, la dyspepsie et la constipation. Les échanges moléculaires s'atténuent et la quantité de l'urine diminue parallèlement ; la température semble s'élever un peu. On a constaté la production de l'albuminurie et la présence du sucre dans l'urine. C'est probablement par les reins que la cocaïne s'élimine. On ne sait rien de positif relativement à son action sur la fibre musculaire.

« Brown-Sequard considère l'effet comme un nouvel exemple d'action inhibitrice, ses expériences l'ayant convaincu que la cocaïne agit sur les centres nerveux par l'intermédiaire des nerfs périphériques. Les phénomènes qui résultent de l'injection de la cocaïne au niveau du larynx sont, pour lui, les mêmes que ceux produits par l'application d'un jet d'acide carbonique sur la membrane muqueuse de cet organe. Deux minutes après l'injection, il y a une anesthésie généralisée et une analgésie des différentes plaies faites sur le corps de l'animal. L'anesthésie cutanée ne dure que quelques minutes, mais l'analgésie des plaies persiste même encore le lendemain. Si l'on fait de nouvelles blessures, celles-ci, loin d'être analgésiques, deviennent au contraire hyperalgésiques. Ce qui prouverait que la cocaïne agit sur les centres nerveux, et particulièrement sur le cervelet, c'est que des injections de cette substance produisaient quelquefois un mouvement de roulement du côté opposé à l'injection et d'autres fois un mouvement tournant. D'autres expériences de Brown-Sequard prouvent l'action inhibitrice de la cocaïne : quand la dose injectée était assez grande pour produire des convulsions, il suffisait de tirer ou de fléchir fortement les doigts de pieds pour arrêter immédiatement les convulsions. Chez les animaux qui mouraient dans ces conditions, la température du corps après la mort s'élevait jusqu'à 44° 4 c. »

La morphine et la cocaïne paraissent être mutuellement antagonistes.

(*British Journal of dental Science et Progrès dentaire.*)

Propriétés physiologiques de la Cocaïne.

M. Laborde a fait dernièrement devant la Société de biologie (séance du 22 novembre) la communication dont voici un extrait :

« Quand on injecte, soit par la voie sous-cutanée, soit par la voie intra-veineuse, une solution contenant un centigramme de cocaïne à un lapin, les phénomènes sont constants : il offre d'abord une période d'hyperexcitabilité remarquable : il court comme mû par une impulsion irrésistible ; sa mobilité est excessive. Puis survient bientôt l'analgésie des extrémités du train postérieur, surtout, et une insensibilité remarquable des muqueuses laryngée, pharingée et linguale. Force-t-on la dose, apparaissent des convulsions généralisées, une exagération énorme de tous les réflexes, puis l'animal meurt après avoir uriné abondamment. L'analgésie persiste jusqu'à la fin.

Chez le chien, les phénomènes sont identiques; avec six centigrammes, l'animal, pendant trois ou quatre heures, piétine, s'agite, cherche remue incessamment la tête, s'essouffle, mais conserve sa spontanéité et son intelligence. Puis l'analgésie survient.

Dans tous les cas il y a mydriase. Ici encore, une dose plus considérable amène des phénomènes convulsifs, véritables crises épileptiformes.

Mais, chose importante, dans tous les cas, il n'y a jamais anesthésie cornéenne ; la diminution de la sensibilité conjonctivale est si peu importante qu'elle est vraiment négligeable en présence de l'analgésie presque généralisée. Pour obtenir cette insensibilité de la cornée, il faut en forcer les doses ou agir directement par l'instillation de quelques gouttes de la solution sous les paupières ; dès lors, le réflexe conjonctif est aboli pendant vingt ou trente minutes.

En sorte que l'on peut conclure :

1° La cocaïne amène une analgésie générale, presque constante ;

2° Elle produit avant tout autre phénomène une période d'hyperexcitabilité ou de convulsions épileptiformes ;

3° La mydriase est constante ;

4º L'insensibilité cornéenne est beaucoup moins importante ; quand elle apparaît, elle n'est qu'un épisode au milieu des phénomènes généraux que produit la substance.

(Journal des connaissances médicales).

Action physiologique de la Cocaïne.

L'action physiologique de l'alcaloïde de coca est multiple, il agit sur le système nerveux central comme excitant, comme stimulant d'abord ; puis, à doses plus élevées, comme stupéfiant. Les battements du cœur, la pression sanguine, le nombre des respirations, sont d'abord augmentés, puis disséminés, la production de l'urée est plus grande ; la salive des glandes sous-maxillaires est augmentée ; localement, la cocaïne agit sur les muqueuses en paralysant les extrémités nerveuses, elle dilate la pupille. La sensibilité générale est également influencée, mais à un faible degré. Sur des animaux de petite taille, les grenouilles, on peut très facilement engourdir un membre en le faisant plonger quelques minutes dans la solution médicamenteuse.

(Revue odontologique).

Expériences de M. Telschow sur la Cocaïne.

Huit opérations ont été exécutées à la clinique de l'école dentaire de Paris, par le Dr Telschow, après injection de chlorhydrate de cocaïne. Dans toutes ou presque toutes, la douleur a été nulle ou très atténuée ; dans un cas, le malade dit avoir beaucoup souffert, mais il a été impossible d'établir, d'après ses explications, s'il parlait de la douleur de l'opération proprement dite, ou du trouble général qui s'en est suivi. Pour les observations I et II, les malades, très intelligentes, ont rendu fort bien compte de leurs sensations, et comme elles s'étaient déjà fait arracher des dents elles avaient des éléments de comparaison, elles ont déclaré n'avoir rien éprouvé de douloureux, le malaise consécutif a été nul ou presque nul.

Un autre avantage de l'emploi de la cocaïne en chirurgie dentaire est la durée de l'anesthésie, qui, d'après les expérimentateurs, est d'environ vingt minutes (1), c'est une supériorité incontestable sur l'anesthésie au

____

(1) Ce chiffre ne concorde nullement avec nos expériences. — A. Préterre.

protoxyde d'azote, qui, par sa fugacité, rend difficile, et parfois impossible, certaines de nos opérations.

Avec l'injection de la cocaïne, on peut avoir une anesthésie d'une durée suffisante pour enlever une ou plusieurs dents ou racines voisines, exécuter l'opération, même en plusieurs temps si cela est nécessaire. Enfin, l'état conscient du malade facilite l'opération, il ouvre la bouche sans qu'on se serve de l'écarteur, donne à sa tête la position voulue.

Aux doses indiquées ci-dessus, l'emploi de la cocaïne est il toujours sans dangers?

Malheureusement non ; nous avions déjà fait connaître quelques accidents, et on voit que, sur les huit cas cités ci-dessus, deux ont donné lieu à des troubles relativement graves. M. M..., particulièrement (observ. III) (1), fut indisposé pendant une partie de la journée. Cela est-il imputable à la portion de cocaïne qui a pénétré dans les voies digestives ou à celle qui a été absorbée par les injections. Nous ne pourrions le dire, mais la cocaïne déglutie est particulièrement nocive. Les doses données par le Dr Telschow sont-elles trop élevées? C'est notre opinion. Dans notre pratique personnelle, il nous a été donné de faire des injections sous-muqueuses de chlorhydrate de cocaïne, et, sur sept cas, nous n'avons eu de malaise que dans un seul ; là aussi il y avait épuisement par suite de douleurs datant de plusieurs jours.

Ces douleurs provenaient de l'éruption difficile d'une dent de sagesse, et, en présence d'une constriction commençante, nous dûmes enlever la molaire de douze ans ; la constriction nous empêcha de faire une injection du côté lingual. Aucune partie du liquide ne s'écoula au dehors. Le malaise dura une demi-heure ; il n'y eut pas de sueurs froides et les phénomènes n'eurent pas l'intensité de ceux qui avaient été observés à la clinique de l'Ecole. Nous n'injectons toujours que cinq à sept centigrammes, car la dose de dix centigrammes nous paraît toxique.

L'Odontologie.

Observations diverses sur la Cocaïne.

M. Dailly signale les bons effets des injections de cocaïne avant l'avulsion des dents ; cependant, à la dose de deux centigrammes, on

(1) Le sujet qui fait l'objet de la 3e observation relatée dans ce travail eut « un commencement de syncope, des sueurs froides, un tremblement violent. » L'état de malaise dura plusieurs heures. Pour le sujet de l'observation du n° VIII, les phénomènes furent aussi graves, « deux minutes après l'extraction, syncope, tremblement dans toute la face, yeux hagards, étouffement, ne peut boire, langue un peu paralysée, jambes faibles, démarche incertaine. » — A. P.

peut observer des phénomènes généraux d'intolérance, des lypothymies, des sueurs, etc. (1).

M. Dujardin-Beaumetz. — Si on s'en rapporte à ce qui a été dit des doses de cocaïne absorbées par les Indiens, ces doses correspondent à 0 gr. 40 ou 0,50 de principe actif. Au delà, on peut observer des accidents toxiques.

La vessie absorbant peu, on a pu introduire dans ce réservoir des quantités considérables de cocaïne, mais il faut être circonspect en raison de la possibilité de déchirures de la muqueuse, qui faciliteraient l'introduction du médicament dans l'économie.

J'ai arrêté récemment l'incontinence nocturne chez un jeune homme de dix-sept ans, en faisant pénétrer dans sa vessie 0,50 de cocaïne dans 100 grammes d'eau.

M. Constantin Paul. — La Société doit dénoncer très catégoriquement les dangers de la cocaïne, dont les dentistes ont une tendance à abuser. Même par la voie digestive, c'est par centigrammes qu'il faut procéder. Quant aux injections, je commence par un centigramme et je fractionne ensuite les doses consécutives, s'il y a lieu d'aller plus loin.

M. Bardet. — J'ai eu moi-même une syncope à la suite d'une injection de 2 centigrammes. Les personnes anémiques supportent moins bien la cocaïne que les sujets robustes. Cette différence est en rapport avec leur circulation cérébrale.

M. Gouguenheim. — J'ai recueilli, surtout à l'étranger, un certain nombre d'accidents occasionnés par les badigeonnages de cocaïne dans la région du larynx. La paralysie des cordes vocales peut entraîner des phénomènes d'asphyxie ; mais le mécanisme est tout différent de celui qui est consécutif à l'anémie bulbaire. J'ai publié ces faits, désireux de prévenir mes confrères de se tenir sur la plus grande réserve, surtout chez les jeunes enfants. Je n'ai évité des mécomptes jusqu'à ce jour, qu'en me servant de solutions très étendues.

Revue de thérapeutique médico-chirurgicale.

Résultat de 58 anesthésies locales par la Cocaïne.

Il résulte de 58 observations la statistique suivante :

A. Succès complets. 49

(1) Rarement l'anesthésie est produite avec ces faibles doses. — A. P.

B. *Anesthésie avec Insuccès ou Accidents*

Anesthésie incomplète. . 16
Anesthésie nulle. 4
Accidents généraux . . . 9
Accidents de voisinage . 10

Nous ferons observer en passant que relativement aux accidents de voisinage que la clientèle de clinique ne se revoit pas habituellement, mais que s'il avait été possible d'en suivre tous les malades, on aurait peut-être un tant pour cent plus élevé (1).

Bonnet, *l'Odontologie.*

Février 1887.

Un cas d'empoisonnement par la Cocaïne.

On a publié depuis deux ans de nombreux faits relatifs à l'emploi de la cocaïne; mais il reste probablement encore beaucoup à connaître au point de vue des effets de ce précieux médicament. Aussi croyons-nous utile de reproduire ici les cas d'empoisonnement par la cocaïne publiés par le Dr J.-H. Mac-Intyre dans le *Saint-Louis Medicaland Surgical Journal.*

Le 15 mai dernier M. Mac-Intyre était appelé en toute hâte par le Dr I.-B. Nichols, de la même ville, pour l'assister dans les soins à donner à un malade empoisonné par la cocaïne. Le malade était un homme de quarante ans, bien constitué, pesant environ 160 livres, de petite taille, d'un tempérament nervoso-sanguin, couché sur le seuil de son magasin, la tête appuyée sur un coussin et d'une pâleur mortelle. Les pupilles étaient largement dilatées, la conjonctive insensible ; la respiration était lente, pénible, suspirieuse, le pouls battait au moins 140 fois par minute. Le malade ne pouvait articuler une syllabe ; il demandait fréquemment par signes de l'eau qui, aussitôt introduite dans la bouche, était rejetée sans qu'il fût possible de l'avaler.

Cet homme avait été mis dans cet état par une injection hypodermique de trois centigrammes de cocaïne faite vingt minutes auparavant.

Le Dr Nichols lui avait déjà fait plusieurs fois des injections hypodermiques de 3 ou 4 centigrammes, en recommençant toutes les demi-heures jusqu'à donner vingt centigrammes, pour obtenir un effet sédatif ; il avait été très surpris de voir une seule dose amener des phénomènes

------

(1) C'est précisément pour combler cette lacune que nous suivons nos opérés pendant un ou deux jours. — A. P.

toxiques. L'injection avait été faite pour combattre les effets d'une de ces bamboches auxquelles se livrait régulièrement le malade et dont souvent la cocaïne l'avait admirablement guéri.

Le Dr Nichols avait une grande expérience de ce médicament dans les accès alcooliques et dans l'état de dépression qui les suit d'habitude ; l'effet du médicamment, dit-il, est de faire disparaître l'amour de l'alcool pendant longtemps.

Le traitement dans ce cas, consista dans la morphine et l'alcool fréquemment répétés. Il y eut une amélioration graduelle, mais l'état resta grave pendant quelque temps.

Au bout de quatre heures, cet homme put être reconduit chez lui en voiture et, quatorze heures après l'administration de la cocaïne, il était absolument revenu à lui.

France médicale.

A. Ch.

Résultat des expériences de M. Viau.

M. Viau a opéré 86 sujets, 30 du sexe masculin, 56 du sexe féminin, répartis, suivant les âges, comme il suit ; 25 sujets de sept à quinze ans, 28 de quinze à trente ans, 26 de trente à cinquante ans, 7 de cinquante à soixante-dix ans.

Ce procédé lui a toujours donné, affirme-t-il, des résultats complets au point de vue de l'anesthésie. Il n'a jamais constaté de troubles généraux (1). Réserve faite pour les gens nerveux et anémiques, c'est-à-dire pour ceux dont la caractéristique est le défaut de résistance et l'excitabilité, M. Viau n'a rien remarqué qui ait pu être mis au compte de l'injection. Les troubles observés chez ces sortes de sujets lui paraissent devoir être attribués uniquement à l'émotion.

Plusieurs sujets ont été anesthésiés deux fois dans la même séance sans en avoir été autrement impressionnés, bien qu'ils eussent absorbé, dans un laps de temps de quelques minutes, 10 centigrammes de cocaïne dans 1 gramme de solution phéniquée.

(*Gazette des hôpitaux*, 4 déc. 1886).

---

(1) Nous regrettons beaucoup que nos observations et celles des divers auteurs ne soient nullement d'accord avec celles de notre honorable confrère et ami. Il serait jusqu'ici le seul qui aurait obtenu avec la cocaïne des succès constants et n'aurait jamais observé d'accidents. — A. P.

Communication faite par M. O. Thuillier, chirurgien-dentiste
à Rouen.

« Madame B...., 26 ans. Personne d'une bonne constitution, n'a jamais été malade ; est à la fin de son époque menstruelle, mais les règles paraissent encore un peu (ce renseignement ne m'a été fourni qu'après les accidents). Souffre terriblement d'une grosse molaire du bas, ne dort pas et mange peu depuis six jours.

« J'injecte un quart de seringue de Pravaz (en trois fois) d'une solution préparée selon la formule donnée par M. le docteur Paulin — 1 gramme chlorhydrate de cocaïne pour 5 grammes d'eau distillée.

« Dix minutes après la première piqûre, sueurs froides abondantes, en particulier sur la face, nausées, vomissements, fourmillements dans les bras et les jambes, respiration difficile, dilatation des pupilles, cessation des battements du pouls, extrémités glacées.

« Je reste quatre à cinq minutes sans rien faire, espérant que cet état allait s'améliorer ; mais j'attends en vain. J'arrache alors la dent, et, quelques minutes après, je fais prendre à ma patiente, qui buvait difficilement, une tasse d'eau sucrée très chaude, avec 25 grammes d'alcool à 90. Cinq minutes après avoir pris ce mélange, la respiration se fait un peu mieux, ce qui m'engage à faire prendre une seconde dose de mon mélange, cette fois avec 15 grammes d'alcool seulement. Un instant après, ma patiente est surexcitée par l'alcool ; nous devons la tenir. Puis enfin, la parole revient, peu à peu elle se calme, se réchauffe, la physionomie est meilleure, et je vois avec plaisir que les accidents vont prendre fin.

« Cet état a duré quarante minutes, et encore, après ces quarante minutes, elle était incapable de se tenir sur les jambes et de se servir de ses mains. Ce n'est qu'une heure vingt minutes après avoir injecté ma cocaïne qu'elle a pu partir, et en voiture.

« J'ai revu ma malade, qui m'a dit avoir été agitée toute la nuit. Elle a repris le lendemain son régime ordinaire, et a pu vaquer à ses occupations habituelles.

« La cocaïne vient de la pharmacie Mialhe. Je suis certain de n'en avoir pas injecté plus de cinq centigrammes. »

(Progrès dentaire.)

Traitement de la névralgie faciale par la Cocaïne.

Appliquer une solution au centième seulement de chlorhydrate de cocaïne au fond du conduit auditif, au moyen d'un petit pinceau, d'un compte-gouttes ou d'une autre façon quelconque ; la douleur, quelque intense qu'elle soit, disparaît instantanément. Si la douleur revient au bout de quelque temps, réitérer l'application (1).

Dr GALEZOWSKI.

(Journal de Médecine de Paris.)

Accidents causés par de hautes doses de Cocaïne.

Mademoiselle X..., ayant une dent à extraire, d'après le dire de son dentiste, s'est rendue, sur les conseils d'un ami de la famille, chez M..., dit dentiste américain, dont les annonces d'opérations et de greffes dentaires sans douleur, par de nouveaux procédés, se trouvent souvent à la quatrième page des grands journaux.

Entrée dans le cabinet d'opérations à 3 h. 3/4, Mlle X... prend place dans le fauteuil, et notre savant spécialiste fait les premières piqûres hypodermiques de la cocaïne en disant que l'opération serait complètement terminée en quinze ou vingt minutes. Au bout de cinq minutes notre artiste tente l'extraction de la première grosse molaire gauche inférieure ;... cris de la malade suivis de nouvelles piqûres de cocaïne. Après une nouvelle attente de cinq minutes, seconde tentative de luxation. Les cris de la malade se renouvellent à tel point que notre opérateur exige que la pauvre patiente, avec sa dent un peu luxée dans l'alvéole, passe dans une pièce à l'étage au-dessous, afin que les cris de douleur ne soient pas entendus d'autres personnes. Après avoir réitéré sept ou huit fois les piqûres et les tentatives d'extraction, la dent est enfin extraite... en deux morceaux avec brisure d'une assez grosse plaque d'émail à la surface antérieure de la molaire de douze ans.

Durant toute cette opération la malade a beaucoup souffert, contrairement aux assurances du dentiste. Il se déclara une hémorragie qui ne cessa que le lendemain. Dans la nuit, la langue enfla beaucoup, tandis qu'il se produisait une paralysie s'étendant au larynx et aux muscles du cou. La déglutition et la phonation ont été impossibles durant ce temps, ce qui causa une vive inquiétude dans la famille.

(1) M. Galezowski est, croyons-nous, le premier oculiste qui ait fait usage de la cocaïne en France. — A. P.

Bref, on crut à un empoisonnement et on appela le médecin.

Pendant quatre jours la malade eut des difficultés persistantes à remuer les mâchoires, et ce n'est qu'au bout d'une semaine qu'elle put commencer à prendre des aliments solides. L'état général de sa santé est à présent satisfaisant, quoique l'expulsion de morceaux d'alvéole se continue par la blessure non encore entièrement cicatrisée.

C'est là un exemple curieux des effets dangereux que peut avoir la cocaïne injectée à trop forte dose.

(Revue odontologique.)

Action anesthésique du Chlorhydrate de Cocaïne dans les maladies des voies génito-urinaires.

Ce n'est pas seulement sur l'œil, le pharynx, le larynx, etc., que l'action anesthésique de la cocaïne a été essayée et a donné de bons résultats.

Nous citerons deux cas qui nous sont personnels d'application sur la muqueuse uréthrale.

I. — Calcul du volume d'un haricot de Soissons arrêté dans la fosse naviculaire.

Gattaï, homme de plus de six pieds de taille, quarante ans, gravelle urique, se présente dans mon cabinet le 24 janvier 1887 : organes génitaux enflammés, douloureux, impossibilité de subir le moindre contact d'un instrument, une bougie filiforme indique la présence d'un calcul dans la fosse naviculaire.

Application de la pommade suivante :

Chlorhydrate de cocaïne . .   5 grammes
Vaseline 40   —

Cette pommade fut appliquée sur l'extérieur du gland et introduite dans la fosse naviculaire. L'opération de lithotritie dura environ 20 à 25 minutes, et fut pratiquée sans douleur, en présence de M. Préterre et de M. le docteur Schokker, médecin Hollandais.

II. — Dieudon, ouvrier en poissons de carton (jouets d'enfants), a un rétrécissement ancien ayant subi toutes les méthodes. Fibreux et indilatable. Injection dans le canal d'une solution de 5 grammes pour 50 grammes d'eau distillée. Vingt-cinq minutes après l'injection on laisse écouler le liquide et l'uréthrotomie peut se faire avec une douleur si tolérable que l'opéré la qualifie de déchirure.

Dr JARDIN.

CONCLUSIONS

Si nous résumons les résultats de nos observations personnelles, nous arrivons aux chiffres suivants :

Succès complets, c'est-à-dire anesthésie parfaite sans accidents consécutifs 145
Insuccès, c'est-à-dire absence d'anesthésie ou anesthésie suivie d'accidents consécutifs variés. 93

Nombre total d'opérés 238

En ramenant le chiffre des opérés à 100, nous avons en chiffres ronds :

Succès complets. . . . . 61 %
Insuccès . . . . 39 %

Total 100

Phénomènes divers de paralysie, difficultés dans la déglutition, embarras de la parole, envie de vomir, faiblesse des membres inférieurs, stupeur, frémissements musculaires, insensibilité cutanée, lassitude rebelle, refroidissement des extrémités, engourdissement labial, constriction de la gorge, accélération ou intermittence circulatoire, troubles de la vision, tels sont les désordres que nous avons observés, à des degrés divers, après l'injection du chlorhydrate de cocaïne, soit immédiatement après l'opération, soit après quelques minutes, quelques heures ou même le lendemain de notre intervention. Ces désordres, tous les opérateurs les ont observés, et on revient généralement partout de l'enthousiasme qu'avait provoqué à son début ce curieux anesthésique. On en revient d'autant plus que la cocaïne a déjà produit trois ou quatre accidents funestes.

L'opinion des Allemands, des Anglais et des Américains est de moins en moins favorable à la cocaïne. Nous nous en sommes convaincus nous-mêmes pour l'Angleterre, à la suite d'un voyage que nous venons de faire spécialement à Londres pour nous éclairer. La plupart des opérateurs, après avoir un peu abandonné le protoxyde, y reviennent maintenant.

Malgré les accidents observés, on peut admettre que la cocaïne est un anesthésique qui peut rendre d'importants services, mais quand nous considérons que sur 238 opérations à la cocaïne nous avons eu infiniment plus d'accidents et d'insuccès que sur 30,000 opérations au protoxyde d'azote, nous devons reconnaître l'immense supériorité de ce dernier anesthésique. Les statistiques publiées jusqu'ici prouvent qu'on a beaucoup moins de chance d'éprouver un accident en se faisant endormir par le protoxyde d'azote qu'en montant en tramway ou en chemin de fer. Voici, du reste, comment s'exprime à ce sujet la *Semaine médicale* dans un article récent (1) :

« MM. Colton et Hasbrouck (de New-York) ont admi-
« nistré respectivement le protoxyde d'azote, le premier
« 155,000 fois, et le second 69,000, et M. Thomas (de Phi-
« ladelphie) 144,000 fois, sans un seul cas de mort, ni
« accidents consécutifs, bien que ces opérateurs n'aient pas
« tenu compte de l'état des différents organes, car ils ont
« anesthésié tous les sujets qui se sont présentés. »

Comme conclusion finale, nous dirons :

1º La cocaïne, en injections sous-cutanées, est un anesthésique inconstant, qui donne parfois d'excellents résultats, mais dont parfois aussi l'emploi est suivi d'accidents généraux assez graves.

2° 100 opérations avec la cocaïne donnant beaucoup plus d'accidents que 30,000 opérations pratiquées avec le protoxyde d'azote, ce dernier conserve une supériorité immense sur le premier et doit par conséquent lui être préféré.

(1) 9 mars 1887.

TABLE DES MATIÈRES

PRINCIPALES PUBLICATIONS DE M. PRÉTERRE

Les Dents, leurs Maladies, leur Traitement et leur Remplacement. 15ᵉ édition 1 vol. in-18 illustré de nombreuses gravures, broché 1 fr. 25, relié 2 fr. 25.

Conseils aux personnes qui ont perdu des Dents. In-18, 1 fr.

Des Elixirs et Poudres dentifrices. Leurs inconvénients. Notice sur la poudre et l'élixir Préterre. In-32, 1 fr.

Traité des Divisions congénitales ou acquises de la voûte du palais et de son voile. 2ᵉ édition, 1 volume in-8 illustré de 97 gravures. Prix 15 fr.

Du Redressement des dents et Arcades dentaires par de nouvelles méthodes. (En préparation).

Musée des Restaurations buccales. Un album in-folio illustré de magnifiques planches gravées sur acier d'après nature. 50 fr. (En préparation.)

L'Art dentaire. 30 volumes in-8, 10 fr. le volume. (Cette collection comprend les observations détaillées des malades confiés à M. Préterre par MM. les médecins et chirurgiens dés hôpitaux de France et de l'Etranger, et la description illustrée des appareils construits pour les diverses lésions de la bouche.)

Le Protoxyde d'azote, son application aux opérations chirurgicales et particulièrement à l'extraction des dents sans douleur. 8ᵉ édition considérablement augmentée. In-8, 1 fr. 25.

Traité d'hygiène dentaire à l'usage des écoles. In-8, 1 fr.

Ces ouvrages se trouvent au bureau de l'*Art dentaire*, 29, boulevard des Italiens. Ils sont expédiés FRANCO en échange d'un mandat ou de timbres-poste français.

Principales récompenses décernées à M. Préterre

MÉDAILLE UNIQUE (PROTHÈSE) A L'EXPOSITION UNIVERSELLE
DE PARIS 1855.

GRANDE MÉDAILLE D'HONNEUR A L'EXPOSITION UNIVERSELLE
DE LONDRES 1862.

GRAND PRIX DÉCERNÉ EN 1863 PAR LA FACULTÉ
DE MÉDECINE DE PARIS.

DIPLOME ET MÉDAILLE D'HONNEUR, 1870-1871, POUR SOINS
DONNÉS AUX BLESSÉS.

MÉDAILLE D'OR (UNIQUE)
PARIS 1867 ET 1878, EXPOSITIONS UNIVERSELLES.

Dijon, imp. Darantiere, rue Chabot-Charny.

9 782329 025339